自閉症は津軽弁を話さない

自閉スペクトラム症のことばの謎を読み解く

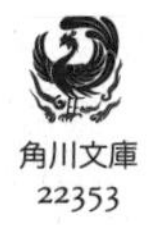

角川文庫
22353

発端

その日、私は大学から早めに帰宅して、仕事部屋で学会発表の原稿を書いていた。家の前で車が止まる音がした。妻が帰ってきたらしい。

仕事に一区切りをつけて、二階のリビングに上がっていくと妻がビールを飲んでいた。

「僕にもちょっと頂戴」

と食器棚からコップを取り出して妻の前に置くと、妻はビールを注ぎながら、

「今日も、子どもたちめんこかったぁ（可愛かったぁ）」

と笑っている。

「今日はどこで仕事だったの？　健診？」

と私が尋ねると、

「F市の3歳半児健診」

妻は臨床発達心理士で、青森県津軽地域のいくつかの市町村で乳幼児健診に長年か

かわっている。

そしてもう一口飲んでから、

「あのさぁ、自閉症の子どもって津軽弁しゃべんねっきゃ（話さないよねぇ）」

と言ってきた。

これは、私にとって初耳だった。

「それ、どういうこと？」

と聞き返した。

「いや、今日の健診でみた自閉症の子も、お母さんバリバリの津軽弁なのに、本人は津軽弁しゃべんないのさ。やっぱ自閉症って津軽弁しゃべんねんじゃね（話さないよね）」

妻は、大学時代以外すべて津軽で過ごし、他地域から津軽に来た人を「渡来人」と呼ぶほどの生粋の津軽人で、よく言えば郷土愛が強い。ちなみに、私は福岡県出身で、弘前に来た当初は津軽弁の聞き取りにさえ苦労したまさに「渡来人」だ。

私は大学で特別支援教育を教えていて、一応障害児心理を専門としているので、

「いや、それは津軽弁をしゃべらない、じゃなくて音声的特徴が方言らしくないから、方言らしく聞こえないということだと思うよ。自閉症の言語的特徴のひとつとして独特な話し方をするということはよく報告されているし、それはあなたも知っているで

しょう。それで解釈できるんじゃない」

と、ちょっとカッコつけて気軽に答えた。うまく回答できたのでビールが旨い。

「いや、んじゃないって（そうじゃないって）。音声とかの話じゃなくて方言そのものしゃべんないし。乳幼児健診とかで子どもみてれば、津軽弁しゃべんない子ども、自閉傾向あるし」

と気色ばんでいる。

　普段から軽口を叩きあっているので、そのひとつぐらいに思っていたが、ようすが違う。どうやら本気らしい。

「ちょっと、ちょっと、待って」

と遮ろうとすると、

「乳幼児期だと、津軽でだば、これで自閉かどうかチェックできるし。ホントに健診とかでも使えるんだはんで（だから）」

と少し声が高くなった。

　つられて私も、ちょっとエキサイトしながら、

「だからぁ、発音やアクセント・イントネーションの違いで説明できるじゃない。それをあえて方言というローカリティに原因を求めなくてもいいんじゃないの。それに、自閉症の人たちの話し方が独特で方言に聞こえないっていうのはいいとしても、津軽

弁を話さないから自閉症っていうのは問題だと思うよ」

と言うと、

「いや、常識だし。みんな（私の知っている保健師）そう思ってるし」

と、妻は譲らない。

「それは、あなたがそういう噂を振りまいているんじゃないの！」

私は言わなくてもいい言い方をしたと後悔したが後の祭り。それから二、三日は、妻の機嫌は直らなかった。私としては、ただ常識的な解釈を述べただけなのに、なんでこんなに怒られなきゃいけないのかと不本意だった。その後、何度か話してみたが、妻の主張は変わらない。

「じゃあ、ちゃんと調べてやる」

こんなきっかけで、その後10年近くにわたる「自閉症と方言」研究が始まることになったのである。

目次

図版作成　Zapp!

第1章　自閉症は津軽弁をしゃべんねっきゃ

噂

「健診で母親が方言を話しているのに、本人が方言を話さないと自閉傾向がある。方言の使用不使用で自閉症を見分けることができる」という妻の主張、これは困ります。大学で発達障害の講義を受け持つ私としては、黙っていられません。自閉スペクトラム症（ASD）の独特の音声的特徴のために方言らしくない発声となり、結果「方言を話さない」という印象が生じることはある。これは、まあよいとしましょう。

しかし、「方言を話さない」、だからASD傾向があるとなると問題です。しかも、健診に立ち会っている臨床発達心理士の発言としては、いかがなものかと思いました。妻を説得しようとしましたが、「津軽地域では、ポピュラーな話で自閉症にかかわっている人びとのあいだでは共通認識になっている」と言い張ります。妻が語る【自閉症児者は津軽弁を話さない】という話は本当なのでしょうか。

機会を捉えて知り合いの特別支援学校の先生たちに、このような噂を聞いたことがあるか、そして本当だと思うかを尋ねてみました。

「そうですよ。確かに話しませんよ」
「その噂は聞いたことがあるし、そう思います」
「そう言われればそうですね」
「ある生徒は、親から方言を話せって言われて困って『話せません』と言っています」

こんなことばかりが聞こえてきました。津軽の特別支援教育関係者のなかではよく知られていて納得のいく指摘と思われているようでした。

これは自閉症の話し方の特徴について、現場の先生たちは「方言（津軽弁）を話さない」と解釈しているのだと考えました。これで決着。それ以上でもそれ以下でもない。自閉症の音声的特徴については、専門に研究されている先生方がいらっしゃるので入り込む隙がない。今さら私などが乗り込んでも新しいことをみつけることはできないとも思いました。研究者としては予断で目を曇らせるな、新しいことに挑戦しろと学生には言っているのですが、そのときの私はまさにそういうふうでした。

ＡＳＤの話し方が独特であることはよく知られています。一本調子であったり、奇妙なアクセントやイントネーションであったりします。彼らのもつ独特の口調については、ＡＳＤの特徴としてよく記載されています。言語や障害について詳しくなくても、他の子どもたちとは違う独特の話し方は、少しでもＡＳＤの子どもとかかわった経験がある人なら誰もが気づくものです。

長年、発達障害の教育相談や支援にかかわってきた私にとってもそのことは明らかでした。その根本的な原因がどこにあるのか、なぜそんなことが生じるのかというこ とは別にして。ともかくも、それなりに多くのＡＳＤの方たちをみてきたという自負をもっている私にとっては、ＡＳＤの人の独特な話し方はあたりまえのことでした。

私は、比較的方言が少ないといわれる北海道でも教育相談活動をしてきました。そこでもＡＳＤの子どもたちが示す独特な話し方は自閉症という判断をくだすときの手がかりのひとつになるほど明らかな特徴でした。

ですので、方言かどうかではなく、話し方の奇妙さとして捉えることでこと足りると考えました。北海道から青森県に仕事場がかわり、そこではじめた教育相談での印象も同様でした。境界線知能、学習障害（ＬＤ）、注意欠如多動症（ＡＤＨＤ）などの子どもたちがそれなりに津軽地方の子どもらしいしゃべり方をするのに比べ、ＡＳＤの子どもの話し方はあまりにも一本調子でアナウンサーが話すようなアクセントやイントネーションで、津軽弁らしさが見当たりません。

青森県は確かに方言がきつい地域です。青森に越してきてまもなくのこと、青森駅の待合室で電車を待っていました。そこにいたときに聞いた年配の方たちの津軽弁の会話には面食らいました。

小一時間ほどの待ち時間、聞き耳をたてていましたが、理解できたのは「立つ」と「すわる」だけでした。驚きだったのは、単に個々の単語がわからないというだけではなく、文章の始まりも終わりもわからない。日本語かどうかさえわからない。ただ音がうねるように延々と続いていくという感覚でした。以前、津軽弁がフランス語風に聞こえるという車のコマーシャルがありましたが、そのとおり、私にとって、津軽弁は外国語のようでした。

その後、地元の人たちと飲む機会がありましたが、聞き取れるのは三割程度、あとは曖昧に頷くしかありません。

「言っていることわかんないでしょう」

と言われ、「はあ」と笑うだけでした。

ただし、私が地元民ではないとわかっているので、こちらに話しかけるときにはわかりやすくできるだけ共通語に似せて話してくれます。また公的な場面では共通語で話していただけるので、ほとんどコミュニケーションに問題はありません。

しかし、お酒を飲むようなくだけた場で、しかも地元の人たちだけの会話になるとまったくついていけませんでした。

それに比べると、子どもたちの会話はアクセントやイントネーションには明らかに津軽弁の特徴がみられ、所どころ意味不明な単語はありますが、前後の文脈から十分推測可能な範囲です。

こういう状況から考えると、【自閉症児者は津軽弁を話さない】も、ASDの子どもたちが示す独特のアクセントやイントネーションが、方言を話さないという印象を生んでいると考えるのが当然のことのように思えました。

ある年の日本特殊教育学会で、近くでポスター発表をしていた知り合いの鹿児島国際大学の崎原先生にこの話をしたところ、髭面で笑いながら、

「それ、おもしろい話だねえ」

私は、

「いや、おもしろいじゃすまないよ。地元の学校の先生とかもそう思っているし、問題だと思うよ。今日の夜でも話せる?」

話の続きはあとでと飲みに誘いました。

生ビールを飲みながら、ああでもないこうでもないと話をしているうちに、

「これさあ、ちゃんとした研究にもなるかもしれない。やってみよう。学校の先生やASDにかかわっている人の誤解は解いておかなくちゃならないし」

ということになりました。

このようなきっかけで【自閉症児者は津軽弁（方言）を話さない】という研究が始まりました。そして、この研究は当初私が予期していたよりも大きな問題、人は周囲の人びとのことばをどう学んでいるのか、そしてASDはなぜ周囲の人びとが話すことばを学ばないのかという問題へとつながっていくことになります。

まずは噂の調査から

特別支援学校の先生たちからもこの噂の話を聞いたときには、正直〈困った〉と思いました。妻と同様に自閉症の音声的特徴をきちんと理解しないで、誤解している。このようなあやふやな噂が広まるのはなんとかしなければなりません。

まずは、この噂がどのくらい広まっていて信じられているのか、それを明らかにしようとしました。このような都市伝説ならぬ「地方伝説」は、ちゃんとした説明をしていかねば、「津軽弁（方言）を話さない＝自閉症」という図式が定着してしまいます。先ほど述べたように特別支援教育や乳幼児健診などにかかわる専門家の人たちが、このような誤解から間違った情報を広げているとすると収拾がつきません。

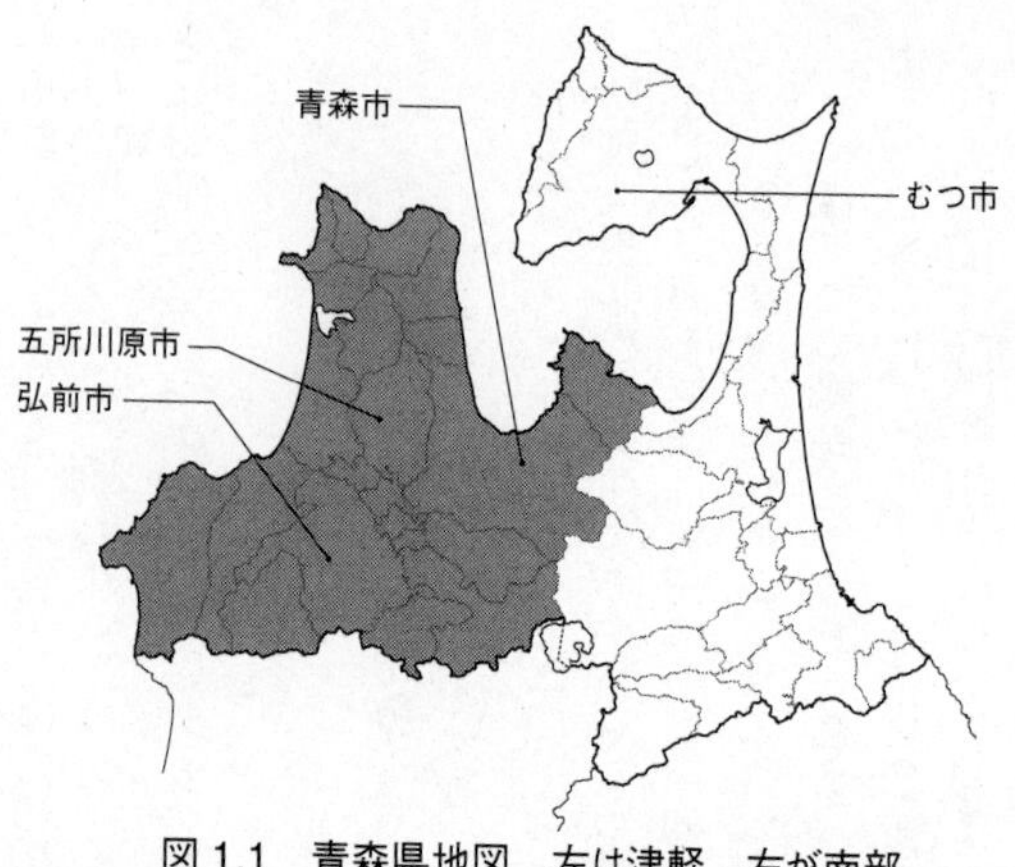

図 1.1　青森県地図　左は津軽　右が南部

２００７年夏、青森市およびむつ市で発達障害に関する講演をおこなう機会がありました。青森県は、本州の最北端にある県です。陸奥湾をはさんで太平洋側の下北半島、日本海側の津軽半島という二つの半島が向い合っています（図1.1）。陸奥湾の一番奥まったところ、最も南に青森市は位置しています。下北半島はマサカリの形をしているといわれていますが、マサカリの刃の付け根の部分にあるのがむつ市です。

講演のさいにこの【自閉症は方言を話さない】について参加者の方（多くは発達障害の教育や療育等にかかわりのある方です）にアンケートをおこないました。ちなみに、講演の中身は発達障害についての入門的なもので、ＡＳＤの話し方については触れていません。このときのアンケートでは「自閉症」という用語を使っています。診断名や分類は当時とは変わっている部分もありますが、ここでは混乱を避けるためＡＳＤという言葉を使います。

質問は

⑴ＡＳＤと接した経験の有無

⑵「ＡＳＤは方言を話さない」という噂を知っているか

⑶そのことを事実だと思うか（事実だ・ある程度事実だ・かなり違う・全く違う）

についての判断を求める簡単なものでした。

青森では33名、むつでは28名、合計61名の方から回答が得られました。そのうち⑵の質問に回答したのは58名でした。この58名中24名、実に41％がこの噂を聞いたことがあると答えました。さらに、この噂を事実だと思うかという問いに対しては、「事実だ」4名、「ある程度事実だ」33名、「かなり違う」6名、「全く違う」6名、「無回答」9名で、64％がこのことを一定事実であると回答しました。

さらに詳しくみてみると、噂を聞いたことがある人の71％（24名中17名）、噂を聞いたことがない人の59％（34名中20名）がこれを「事実だ」または「ある程度事実だ」と回答していました（図1.2）。

どうやら、青森県では、４割もの人がこの噂を聞いたことがあり、その噂を聞いた

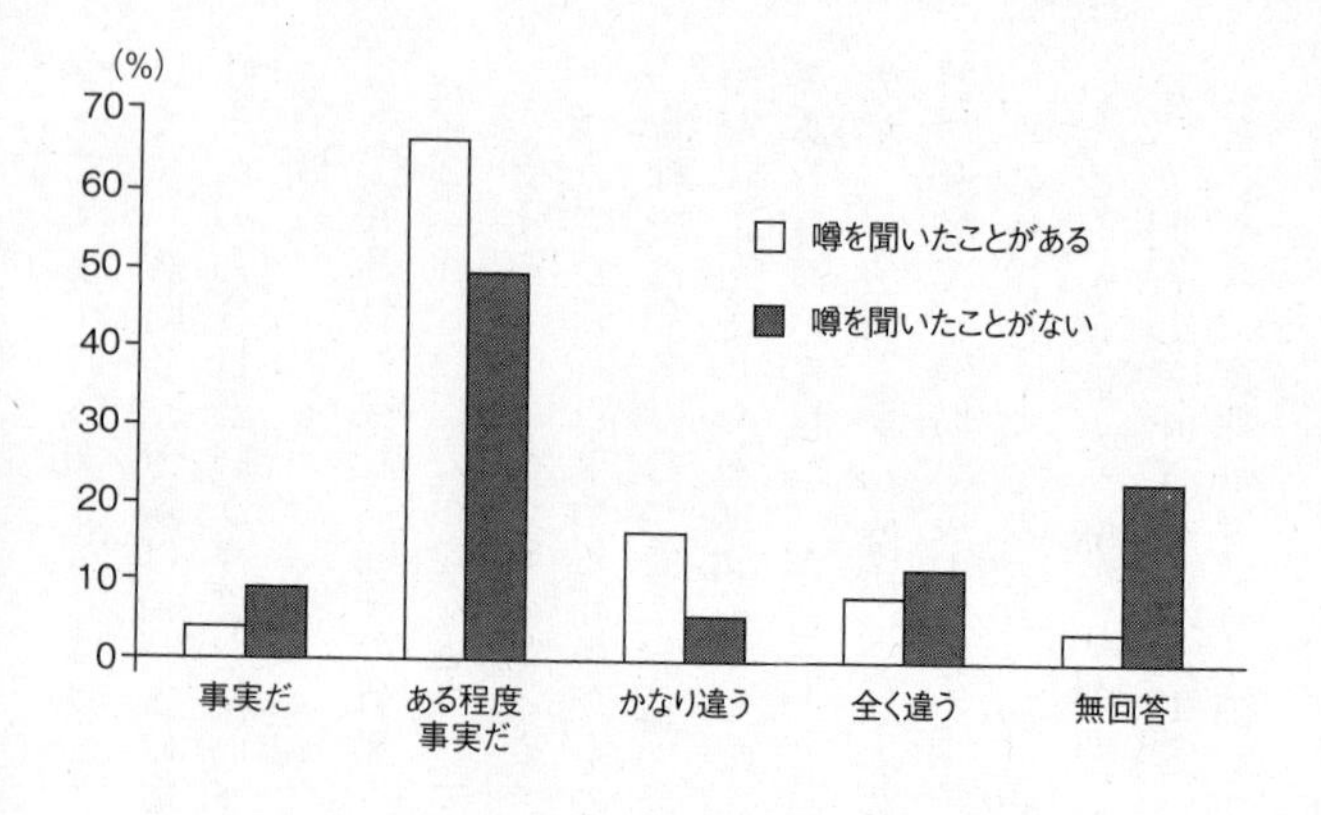

図 1.2　噂の既知未知と真実性についての評価

ことがあるなしにかかわらず、6割を超える人がこの噂【自閉症は方言を話さない】が事実に近いと感じているようでした。

　このときの率直な感想は、

〈そうか。ASDの発話にみられる独特のアクセントやイントネーションは、方言が多用される社会では方言を使わないという印象として捉えられているのか。それは現場感覚として言えば現実的なものなのだろう。妻の言うことも一理あるかも〉

というものでした。

　ともかく、妻が言う【自閉症児者は方言を話さない】という話は、青森で特別支援教育や発達障害の支援にかかわる人びとのあいだには噂として広まっているようですし、噂を知っているかどうかにかかわらず日常生活のなかでの感覚とも一致しているようです。本格的に調べる必要を感じました。

この調査は、あくまでも導入的（パイロット）なものであり、十分に吟味したものではなく問題が残ります。一応は噂を知っている人と知らない人にわけて分析をおこなっています。しかし噂が間接的にではあっても判断に影響を及ぼしている可能性や、質問のなかで噂の存在を示したことが回答に影響を及ぼしたことは否定できません。

また、調査の質問項目も噂を知っているかどうかとそれを事実と思うかどうかであり、ＡＳＤの方言使用そのものについては直接聞いていません。地域に暮らすおとなや子ども、知的障害の人びとなどと比較してどうなのかも尋ねていません。

これを確認するためには、噂が広がっていない地域でも、ＡＳＤにかかわる人びとのあいだで同様な判断がなされるのかどうかについて調べる必要があると考えました。

第2章 北東北調査

調査開始

そこで、本格的に調査をおこなおうと考えはじめました。その矢先、2007年11月秋田県北のある特別支援学校から発達障害についての講演依頼を受けました。もし、ここでも類似の結果が得られるなら、方言を多用する地域では自閉スペクトラム症（ASD）の話し方を「方言を話していない」という特徴として捉えてよいのかもしれません。

学会で発表するなら、〈方言を使用する地域の発達障害にかかわる人びとの間には「ASDは方言を使わない」という印象がある。これはASDのもつ独特のアクセントやイントネーションが方言のそれとは大きく異なるために生じる現象と思われる。健診などで利用できるスクリーニング項目のひとつになるかもしれない〉と、こんな構成を考えていました。

アンケートでは、地域の方言使用、身近な知的障害（ID）の方言使用、身近な自閉症・アスペルガー障害（ASD）の方言使用について尋ねました。地域の方言使用については、①よく使われる、②まあ使われている、③あまり使われない、④ほとんど使われない、の4件法で尋ね、IDおよびASDの方言使用については、①よく使う、②まあ使う、③あまり使わない、④ほとんど使わない、の4件法で尋ね、地域の子どもの方言使用の程度については、①よく話す、②まあ話す、③あまり話さない、④ほとんど話さない、の4件法で尋ねました。

回答者の多くが、特別支援学校の先生です。学校で接している子ども（ID・ASD）は場面（休み時間と授業中等）によって共通語と方言を使いわけている可能性がありました。そこで、IDとASDについては「使う」か否かを尋ね、非公式な場面で接することが多い地域の子どもについては「話す」か否かを尋ねました。

またIDとASDの方が身近にいると回答した人には、両者の「方言の使い方に差があると感じたことがあるか」「どちらが方言を使用しているか」「違いはどこにあるか」と尋ねました。これが若干かたちを変えながらも、その後の全国調査のひな形になりました。アンケートは講演終了後に参加者の方に配布し即時回収しました。

回収を待つあいだ、校長室で校長先生や教務主任の先生に【自閉症児者は方言を話さない】という噂を聞いたことがあるかと尋ねたところ、この地域ではそのような噂を聞いたことがないということでした。一方で校長先生や教務主任の先生は、笑いながらも「でもそういえば、自閉症の子は方言を話さないですねえ」と納得もしておりれました。

回答者は85名で、うち65名が学校の先生、保護者2名、施設職員2名、相談機関職員1名、その他9名、無回答6名でした。地域の方言使用については「よく使われる・まあ使われている」が96％で、秋田県北地域も方言を使う地域です。

『方言』を評価する

さて、結果をみる前に方言（使用）を評価することについて考えてみたいと思います。方言の評価というのは相対的なものです。たとえば北海道の人は、自分たちは方言を使っていないと思っています。「わたしら方言なんて使わないさ」と言われて面食らったことがあります。弘前市の人は、近隣町村に比べれば自分たちの言葉は共通語に近いと思っています。

このように比較的狭い地域ごとに微妙に方言が違い、それをもって「○○は方言がきつい、うちはそれほどでない」と言ったりします。自分が属する地域の方言使用についての評価を専門家ではない人におこなってもらうことは不安でした。

方言の評価について、客観的基準といえるものがあるかどうかはわかりません。しかし秋田県北の方は、自分が住んでいる地域は方言を話すと認識しているのは確かでしたし、回答者全員が方言を使えると答えていました。一貫して共通語を使用しているとした人はひとりもいませんでした。

回答者によれば、秋田県北は方言が多用される地域で、回答者全員が方言使用可能と答えているので、方言主流社会と考えてよさそうです。絶対的な評価はできなくとも、相対的に使っている程度を評価する回答が得られればよいと考えました。

秋田県北の結果

このように方言を多用している地域で、地域の子ども、IDやASDの人びとは、方言をどの程度使用しているのでしょうか。IDやASDと接触経験があるかどうかを尋ね、「ある」と回答した人に方言評定を依頼しました。地域の子どもについては76%の回答者が「よく話す・まあ話す」と、IDについては68%が「よく使う・まあ使う」と評定しています。一方、ASDについては、「よく使う・まあ使う」との評

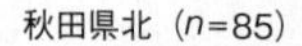

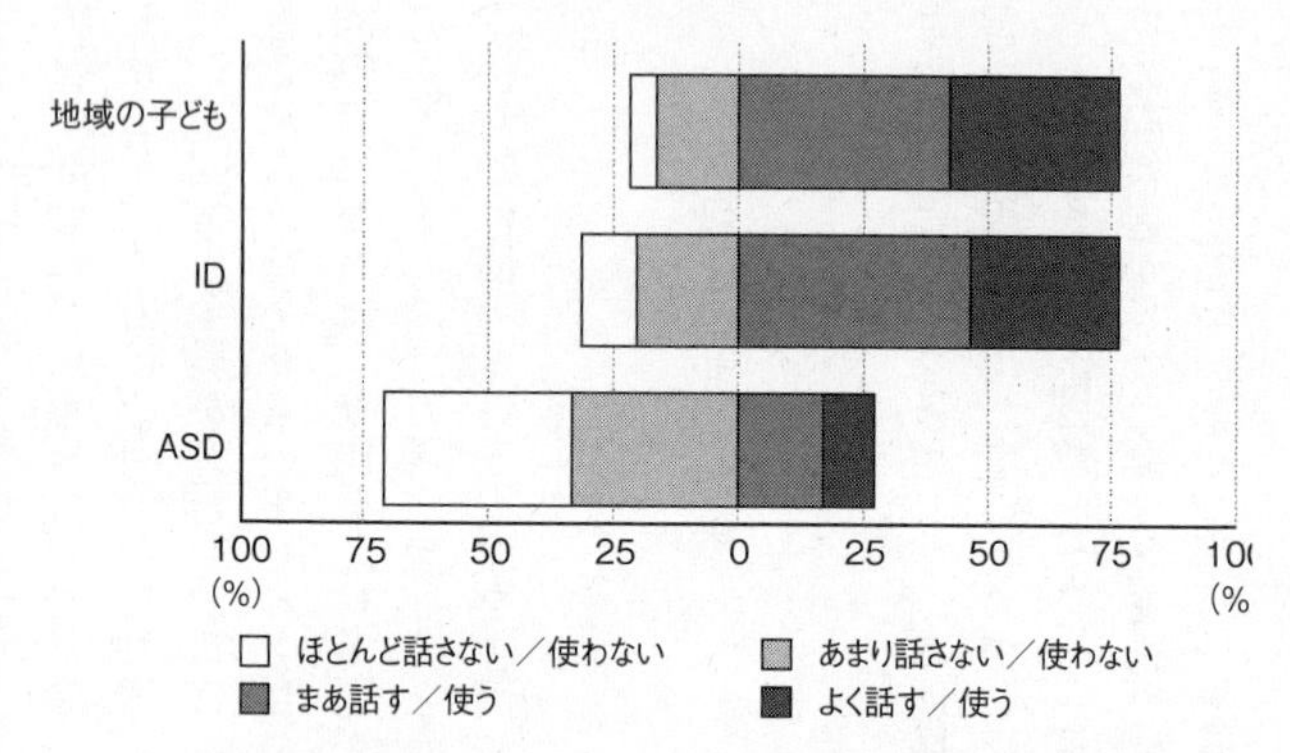

図 2.1　秋田県北の子ども・ID・ASD の方言使用評定（松本, 2011）

定は28％にとどまりました（図2.1）。

「知的障害（ＩＤ）と自閉症（ＡＳＤ）で方言使用の程度に差があると思いますか？」という問いについては、「ある」33名、「ない」25名という結果でした。「ある」と回答した人にどちらが方言を話しているか重ねて尋ねたところ、33名中29名（88％）がＩＤの方がＡＳＤより方言を使うと回答しました。

さらに、ＩＤとＡＳＤの方言使用に差があると判断した回答者には、その差がどこにあると思うかを尋ねました。回答は、①発音・イントネーション、②終助詞、③名詞、④接続詞・助詞などから複数選択可で選んでもらいました。結果は、発音・イントネーションが72％、終助詞52％、名詞35％、接続詞・助詞など24％

でした（図2.2）。
さらに、地域、地域の子ども、ＩＤ、そしてＡＳＤの方言使用の評定の判断のあいだの相関を求めてみました。地域、地域の子どもとＩＤの方言使用の評定のあいだには有意な相関がありました。ところが、ＡＳＤの方言使用は、どことも相関が認められません。

地域、地域の子ども、そしてＩＤの評価に相関があるということは、たとえば地域の方言使用程度を高く評価した人は地域の子どもやＩＤの方言使用も高く評価し、低く評価した人はそれを低く評価するということです。このように三者の評価は互いに関連性をもっていますが、ＡＳＤの方言使用についての評価だけは、これが当てはまりません。

この調査ではＩＤおよびＡＳＤの方言使用の評定に先立ってそれぞれの障害をもった人と接触経験があるかどうかを尋ね、接触経験がある場合にその障害について評定してもらうこととしていました。そのため、ＩＤあるいはＡＳＤの一方としか接した経験がない回答者もいました。もしかすると、そのような偏りがこんな結果を生んだのかもしれません。

そこで、ＩＤとＡＳＤ両方と接触経験があるとした回答者の評定を比べてみることとしました。図2.3がその結果です。この図は、ＩＤとＡＳＤの評定（①よく使う、②

まあ使う、③あまり使わない、④ほとんど使わない）の差を示しています。ＩＤの方言使用の評定がＡＳＤの評定を上回っていれば、ＩＤ＋側に、逆であればＡＳＤ＋側に傾きます。３・２・１という数字は評定間の開きを表しています。たとえば、ＩＤを「②まあ使う」、ＡＳＤを「③あまり使わない」と評価した場合は、ＩＤの方言使用評定がＡＳＤの方言使用評定を＋１上回っていると考えます。図では、選択番号の昇順と使用評定の強さが逆になっていますので注意してください。

この分布の偏りからは、分布が右側、ＩＤ＋側（ＩＤの方言使用評定がＡＳＤの方言使用評定より強い）に偏っているのがみてとれます。ＩＤとＡＳＤ両者と接触経験がある回答者でもＡＳＤの方言使用がＩＤに比べて弱いとする印象があるようです。

噂が存在しないか、あまり広まっていない秋田県北においても、ＡＳＤはＩＤや地域の子どもに比べて方言を使用していないという印象が明らかになりました。

その理由については、ある程度は私が予測していたものと一致しました。ＩＤとＡＳＤの方言使用に差があるとした人は、その原因として発音・イントネーションを第一にあげていました（図2.2）。ＩＤとＡＳＤで方言使用に差があると判断した回答者の７割以上がこれを選択していました。この結果、妻とのやりとりのなかで述べた、〈ＡＳＤ独特の話し方の特徴が方言を話していないという印象を生み出している〉とする私の考えと一致しているようにみえます。

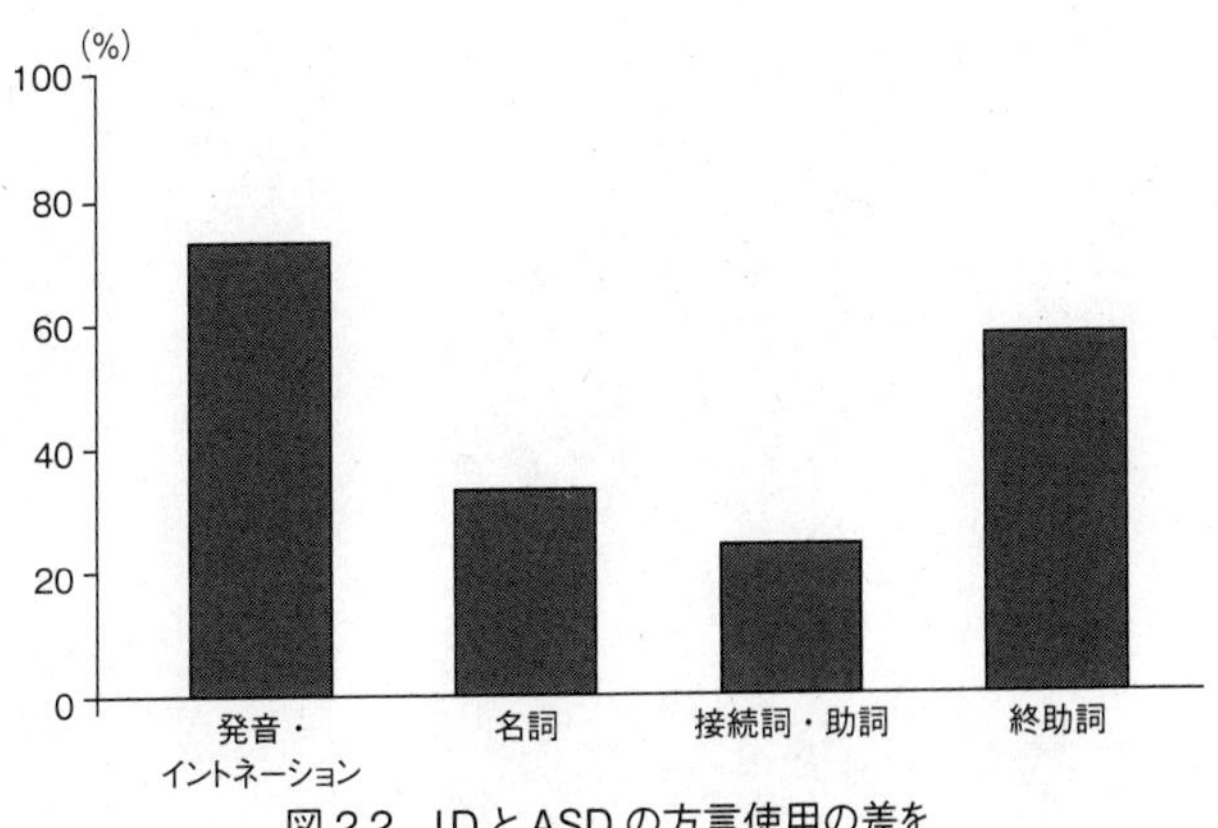

図 2.2　ID と ASD の方言使用の差を
どこに感じるか？（秋田県北）（松本，2011）

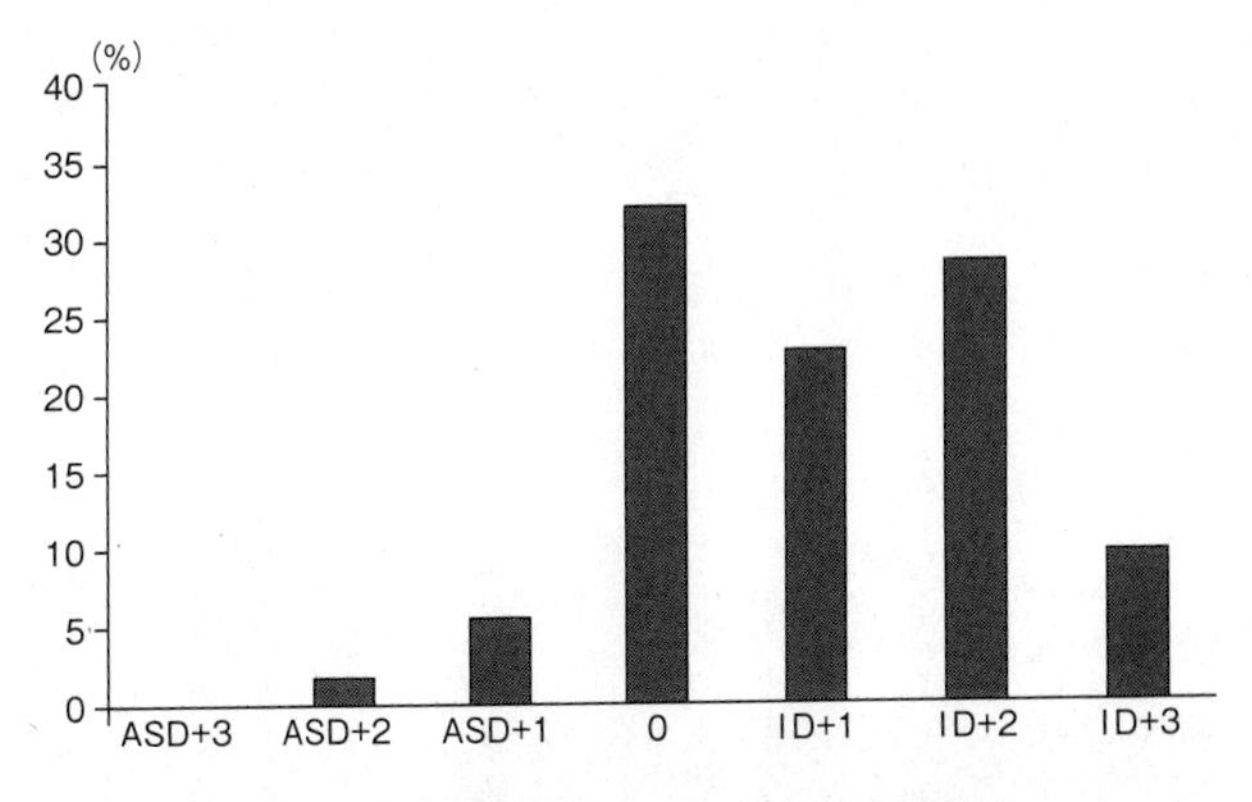

図 2.3　ID と ASD 両者に接触経験がある回答者の
方言使用評定の差（秋田県北）（松本，2011）

しかし、5割の回答者が、終助詞の違いを選びました。終助詞には、共通語でいえば「よ（しようよ）」「ね（だよね）」「しょう（そうでしょう）」のように同意や共感、催促など対人的・社会的関係を表現するものが多く含まれます。このような対人的・社会的関係を表現することばを使うことがＡＳＤの人は苦手なのは納得できます。共通語において起きたことが同じように方言においても起きたなら、方言終助詞を使っていないということもあるでしょう。

さらにいえば、方言が方言らしく聞こえる決め手のひとつは、終助詞の使用のようにも思われました。博多の方言といえば「～くさ」「～ばい」「～たい」、沖縄の方言では「～さぁ」、京都なら「～やす」「～ねん」「～どすか」。これが聞こえてくるといかにもお国ことばというか方言らしいと感じます。方言終助詞をうまく使えないとすると、方言を使っていないという印象をもたれてしまうかもしれません。つまり、方言終助詞においても対人的・社会的関係が色濃く表現されているとすると、対人的・社会的関係性そのものの理解が弱いとされるＡＳＤでは、それが使用されないことも当然といえます。

この二つの仮説で、ＡＳＤの方言不使用という現象は説明できるようにも思えました。しかし、研究を進めるなかで特別支援教育にたずさわる現場の人や家族の方からは、「ＡＳＤはことばをテレビやビデオから学んでいるように思う」という説も出されていました。これについては、学会発表の要旨のなかで仮説のひとつとしてとりあげています。しかしこの時点では必ずしも有効な説だとは考えていませんでした。先の二つの説（音声的特徴と終助詞仮説）で説明できるのであれば、メディアからの影響を云々する必要はないでしょう。

ふたたび青森に戻って

秋田県北において、このような結果が得られました。ＡＳＤが方言を使用しないという印象が単に噂の影響によって生じたものではない、ということが明らかとなりました。そこで、もう一度青森において秋田県北でおこなったのと同様の質問紙を用いて、同じ傾向がみられるかどうか確認してみることにしました。方言としては、同じく北奥羽方言に属し、一方で【自閉症児者は方言を話さない】という噂が広く流布している青森と、それが少ないと思われる秋田県北。この二地域を類似の質問紙を用いて調査することで、噂の影響を調べられますし、噂を知っている人と知らない人、肯定する人としない人の判断についてさらに詳しく検討することができます。

同じく発達障害についての講習会で調査を実施しました。質問紙等は、ほぼ秋田県北と同様のものです。【自閉症児者は方言を話さない】という噂について、肯定するか否定するかについての質問が追加されています。対象は、講習会の参加者です。結論を先に言えば、この結果は驚くほど、秋田県北の結果に似ていました。地域の子ども、ID、ASD、すべてのデータが酷似していました（図2.4、図2.5、図2.6）。

グラフを比較してみたときの驚きをいまでも覚えています。さらに、秋田県北と同じく、地域・地域の子ども・IDのあいだには、有意な相関がありました。ASDの方言使用の評定は、地域および地域の子どもとのあいだには相関が認められませんでしたが、IDとのあいだには弱いながら相関が認められました。噂のある青森と、噂のない秋田、噂のあるなしにかかわらず同じ結果です。

しかし、まだ油断はできません。噂を知っているかいないか、および噂を肯定するかしないかとの関連で分析した結果からは別な解釈が生じるかもしれません。また、噂についての質問をしたことが、回答にバイアスをかけているかもしれません。〈そう言われればそんな気がする〉という偏った見方に導いた可能性もあります。

そこで、噂を否定する人でも【自閉症児者は方言を話さない】という評定が得られればそのような印象が存在することのより強い証拠になるでしょう。

まず、青森の調査で噂を以前に聞いたことがあるか否かが判定に影響を及ぼしてい

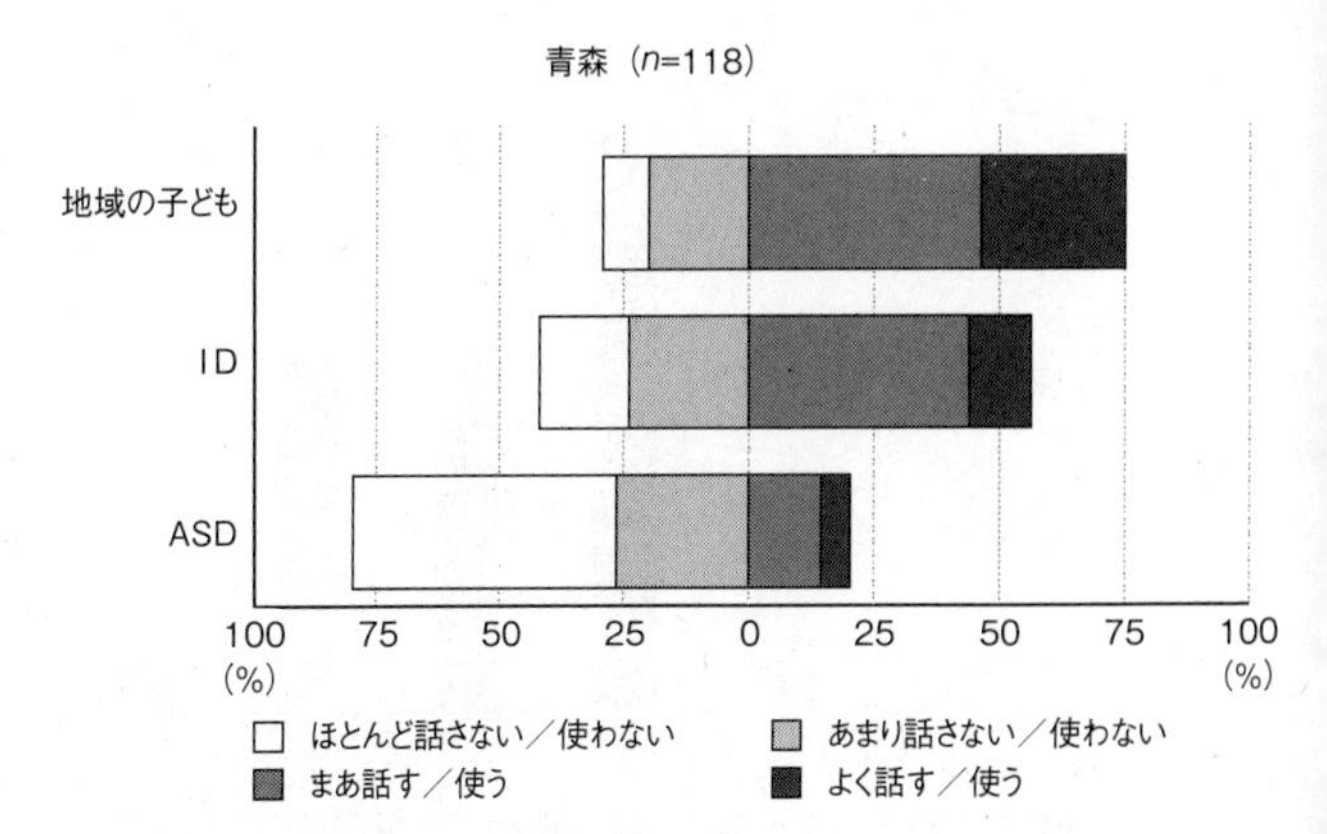

図 2.4　青森の地域の子ども・ID・ASD の方言使用評定（松本, 2011）

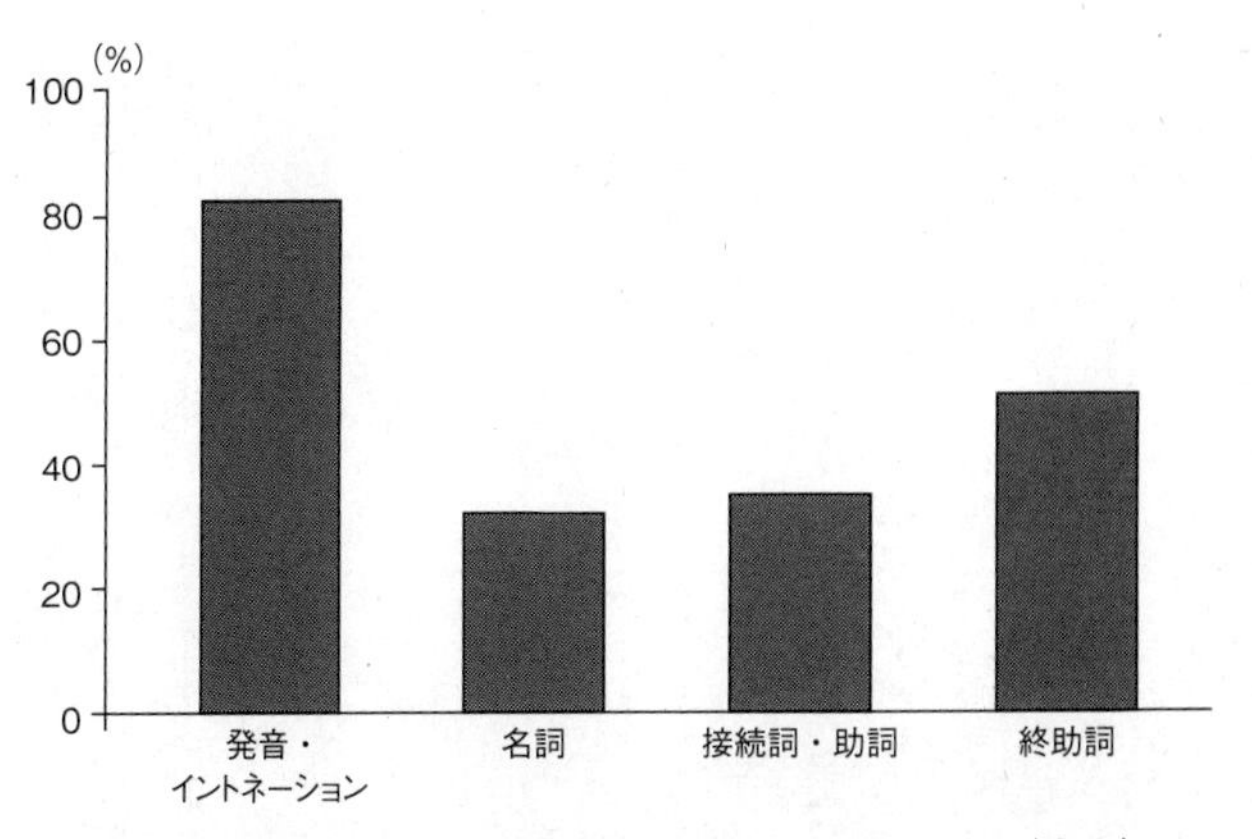

図 2.5　ID と ASD の方言使用の差をどこに感じるか？（青森）
（松本, 2011）

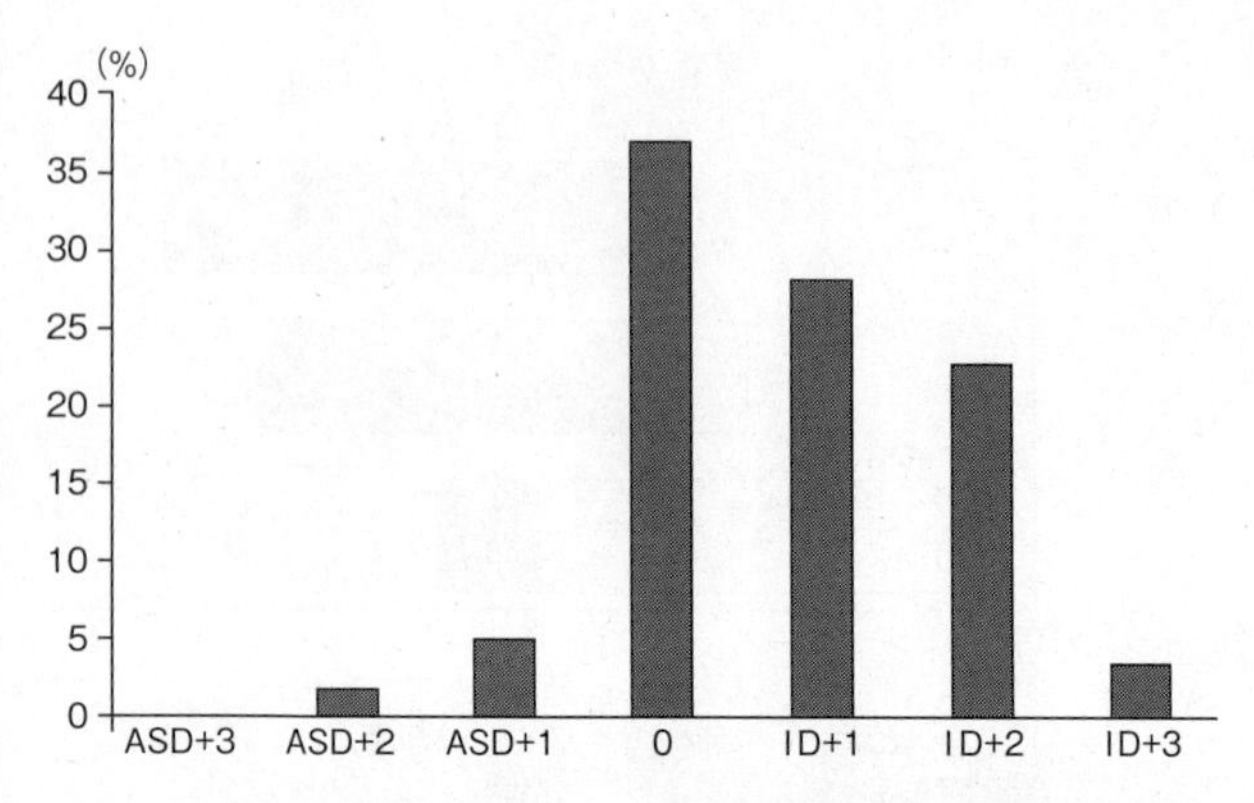

図 2.6　IDとASD両者に接触経験がある回答者の方言使用評定の差（青森）（松本, 2011）

るかを検討しました。結果、噂の既知と未知にかかわらず、ＡＳＤの方言使用の評定は、ＩＤや地域の子どものそれを下回りました。

さて、問題の噂の肯定と否定です。ＩＤについては噂肯定群・否定群ともに60％が「よく使う・まあ使う」と評定しています。ＡＳＤについては、噂肯定群では「よく使う・まあ使う」は10％、否定群では34％となっています。ともにＡＳＤの方言使用評定はＩＤのものを下回っていることに変わりありません（図2.7）。

つまり、⑴地域、地域の子ども、ＩＤ、ＡＳＤの方言評定分布は、（噂がある）青森と（噂がない）秋田県北で同じ、⑵青森においては、噂を否定した回答者でもＡＳＤの方言使用がＩＤのそれを下回

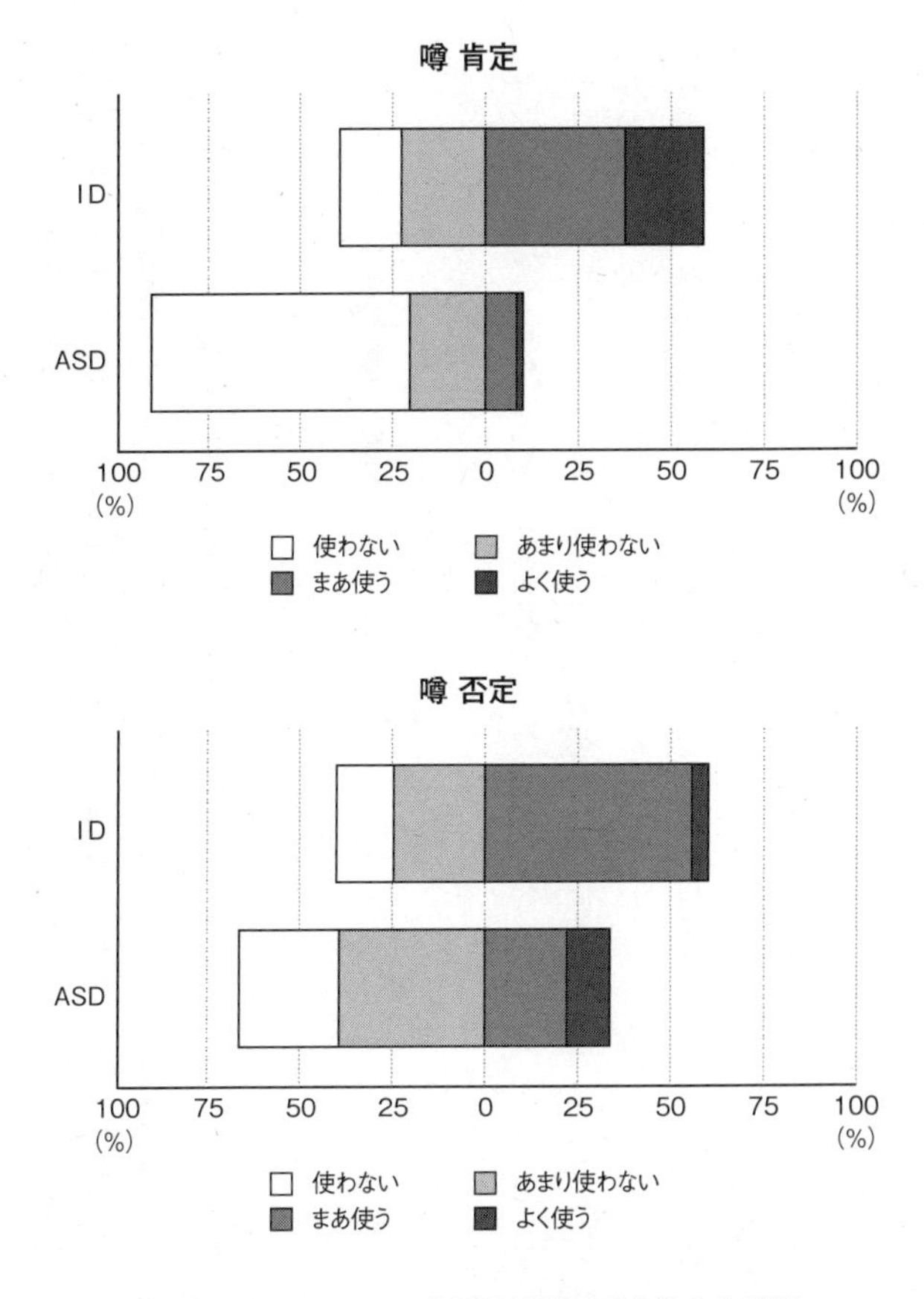

図 2.7　I D と ASD の方言使用差の噂を肯定する群と否定する群による I D・ASD の方言使用評定
(松本, 2011)

るとする評定が得られました。秋田県北でおこなったのと同様の質問紙を用いた青森の結果も、ASDはIDとの比較だけでなく、地域の子どもと比較しても方言使用が少ないという印象をもたれていることを示しました。青森・秋田県北のデータは驚くほど似ており、単なる「地方伝説」以上のものである可能性が高まりました。

方言語彙を疑え

青森および秋田県北で、ASDとかかわる機会のある人びとにとって、ASDは方言を話さないという印象はどうやら一般的なもののようです。妻の言う【自閉症児者は方言を話さない】は、多くの人がもっている印象のようです。

ただし、これだけで妻の主張に全面降伏というわけにはいきません。私は、「方言の不使用」という印象は、アクセント・イントネーションなどの音声的特徴が主たる原因だと解釈してきました。また、前述の質問紙では方言を使う程度を聞いていますが、語彙そのものが不使用なのか発音・イントネーションをもとに判断しているのかは、まだはっきりしませんでした。

ＩＤとＡＳＤの方言使用の差をどこに感じるかという質問に対しては、発音・イントネーションが最も多く選択されており、音声的特徴がその原因であることを示唆しているようにみえます。しかし、終助詞や接続詞・助詞も一定程度選択されています。発音・イントネーションなのか方言語彙の不使用も含むのか。一見些細なことのように感じるかもしれませんが、これは重要だと思いました。

発音・イントネーションの偏りであれば、ＡＳＤの人は周囲の人のことばを学んで使用しているが、音声的特徴が独特ということで説明はすみます。しかし、もしも、方言語彙も使用していないとなるとＡＳＤは、周囲の人びとのことばを学ぶことや使うことに困難があるとなり、これは厄介な問題になります。

しかし、きちんと調べれば、方言語彙使用についての差はなくなるだろうと考えていました。ＡＳＤとそれ以外の人びとのあいだで語彙使用に差がないことを明らかにすれば、私が想定した音声的特徴を原因とする説が説得力をもちます。それならば、方言語彙使用について詳しく調べておく必要があると思いました。

また、先に述べた調査では、回答者はいったいどのような人を思い浮かべて回答したのでしょう。質問は、地域の子ども、ＩＤ、ＡＳＤについて聞いているだけです。特定の個人の方言の使用について調べたのではありません。もしかすると、ＡＳＤといわれて思い浮かべた人物が特に方言を使わない人だったのかもしれません。

そこで、特定の個人の方言語彙の使用について調べることにしました。津軽地方（弘前）の特別支援学校（知的障害）の先生に、自身が担当する各児童生徒の方言語彙使用の程度を評定してもらいました。

本当は、知的な遅れのないASDと地域の子どもの方言語彙使用を調査できるとよかったのですが、2007年当時は、「高機能自閉症」という診断を得ている子どもは、津軽地域で多くいませんでした。そこで、対象を知的障害を有する児童生徒に限定することにはなるものの、ある程度の対象者が見込める特別支援学校で調査をおこなうことにしました。

どんな方言語彙を評定してもらうかについては、すこしばかり悩みました。多くの方が想像するとおり、津軽地方は方言が強く残っている地域です。地域のおとなも子どもも方言を使っています。津軽方言語彙を選ぶだけなら簡単です。

しかし、使う方言の語彙は年齢によって差があります。もはや年配の人しか使っていない方言語彙というのもあります。たとえ、方言として残っていたとしても、年配者や親世代までしか使用しないような方言語彙について評定をおこなってもらったところで、役に立ちません。今回の調査では、現代の小学生や中学生が日常で使用している方言語彙を選びださなければなりません。

そこで、評価に用いる方言語彙を、次のようにして選びました。青森県出身の弘前大学教育学部の大学院生2名に依頼して、自分がふだん話したり聞いたりする方言のなかから、地元の小学生や中学生がよく使っている方言語彙を選択してもらいました。さらに地元の学校の先生に確認してもらい、調査対象語彙としました。

選ばれたものが表2.1の44語です。少し解説しましょう。

「わ（わたし／ぼく／おれ）」は自分を表す一人称です。頻繁に耳にする津軽方言です。これに対して「な（君／あなた／お前）」という方言語彙もありますが、いまの子どもたちはあまり使わないということでリストからは外しました。3番目に「かます（かき混ぜる）」があります。春先、積もった雪が速くとけるように雪をかき混ぜることを「雪かまし」といいます。食べ物をかき混ぜるときにも使います。「〜がい（例）あがい（赤い）」「〜れぇ（例）くれぇ（暗い）」「〜せぇ（例）くせぇ（臭い）」などは、発音の問題にも思えますが、現在の津軽の子どもたちは共通語風に「あかい」「くらい」「くさい」と発音することもできます。もし使っていれば、共通語風にも発音できるが、子どもがいる家庭では頻繁に使われることばで、共通語では「だめ／だめだ」には、自発的に選択しているということでリストに加えました。「まい／まいね」に相当します。「せばまいね（したらだめだ）」などはよく聞きます。「〜さ（〜に／〜へ）」も頻繁に聞くことばです。津軽方言の会話の逸話にA「どさ」B「ゆさ」というものがあります。これはA「どこに（へ）（行くの）？」、B「湯に（へ）（行く）」

表 2.1　津軽弁語彙および共通語語彙

津軽弁	共通語
わ	わたし／ぼく／おれ
かっちゃぐ	ひっかく
かます	かき混ぜる
ける	あげる／やる
こちょがす	くすぐる
ちょす	さわる／いじる
なげる	捨てる
ねっぱる	くっつく
へる	いれる
まかす	こぼす
〜がい(あがい等)	〜かい(赤い等)
〜れぇ(くれぇ等)	〜らい(暗い等)
〜せぇ(くせぇ等)	〜さい(臭い等)
もでぇ	重い
かちゃましい	うっとうしい・邪魔だ
もちょこちぇ	くすぐったい
まい／まいね	だめだ
そったに	そんなに
たげ／たんげ	とても／すごく
どんだ	どう？／どうですか？
なんぼ	なんて
わいはー!!	え!!
んだ	そうだ／そうです
〜だはんで	〜だから
〜だばって	〜だけど
したはんで	だから
へば	じゃあね(挨拶)／それならば
〜ねぇ(めぐねぇ等)	〜ない(美味しくない等)
したっきゃ	そしたら
どすべ	どうしよう／どうするかな
んだべ	そうだろう／そうでしょう
〜だびょん	〜だろう／だと思う
こっちゃ	こっちへ／こっちに
そっちゃ	そっちへ／そっちに
〜さ	〜に／〜へ
こんき	これくらい
どんき	どれくらい
ばし	ばかり／だけ
んだんず	そうなの
〜べ(行くべ等)	〜ね／〜よう(行こう等)
〜すが	〜しようか
〜だっきゃ	〜だよね
してまる	してしまう
しへ	〜しなさい／〜して／〜しろ

という意味です。また、これら方言のなかには、主に特定の動詞と結びついたときにだけ使われたり、特定の場面でしか使われないものもあります。

こうして得られた単語リストを主担任・副担任の先生に渡し、児童生徒ひとりずつについて、これらの方言語彙と共通語語彙の使用を「①聞かない、②あまり聞かない、③たまに聞く、④よく聞く」で評定してもらいました。つまり、先生方がおこなうのは、対象となる児童生徒が各単語をどの程度話しているかを判断することです。また、リストの最後には、音声的特徴が方言らしいかどうかについても４件法で尋ねました。二人の先生の評定の平均が３を超えていれば、その児童生徒はその語彙を使用していると判断して分析しました。

回収率は１００％でした。このうち、言語表出があるとされた児童生徒は46名、うち20名はＡＳＤ、26名はｎｏｎ－ＡＳＤでした。ここでＡＳＤと分類した児童生徒は、入学時の就学指導総合判定で、自閉症（11名）、広汎性発達障害（１名）、自閉的傾向（８名）の記載があった児童生徒です。ｎｏｎ－ＡＳＤとは、これらの判定がない児童生徒です。

津軽弁語彙44語のうち、１名でも使用していると判断された単語は38語で、６語についてはひとりも使用が確認できませんでした。

結果を、表2.2に示しました。各行がひとりの児童生徒を表しています。左側は、方

表 2.2　津軽弁語彙使用数および共通語語彙使用数による並べ替え

津軽弁語彙使用数による並べ替え

順位	SUB	学年	ASD	方言語彙数	共通語語彙数
1	29	中1	なし	35	3
2	37	高1	なし	24	15
3	23	小2	なし	21	31
4	36	高1	なし	14	9
5	24	小2	なし	5	10
6	30	中2	なし	4	25
6	45	高3	なし	4	19
8	28	中1	なし	3	24
8	35	高1	なし	3	38
10	11	中2	あり	2	4
10	13	中3	あり	2	20
10	21	小1	なし	2	1
10	22	小1	なし	2	11
14	14	高1	あり	1	29
14	20	高3	あり	1	41
14	42	高2	なし	1	18
14	43	高2	なし	1	16
15	38	高1	なし	0	32
15	39	高1	なし	0	38
15	40	高2	なし	0	5
15	41	高2	なし	0	17
15	44	高3	なし	0	36
15	46	高3	なし	0	39
15	25	小4	なし	0	2
15	26	小4	なし	0	3
15	27	小6	なし	0	20
15	31	中2	なし	0	12
15	32	中2	なし	0	15
15	33	中2	なし	0	23
15	34	中3	なし	0	13
15	1	小3	あり	0	1
15	2	小3	あり	0	1
15	3	小4	あり	0	3
15	4	小5	あり	0	8
15	5	小5	あり	0	11
15	6	小6	あり	0	42
15	7	中1	あり	0	3
15	8	中1	あり	0	20
15	9	中1	あり	0	25
15	10	中1	あり	0	11
15	12	中3	あり	0	33
15	15	高1	あり	0	35
15	16	高2	あり	0	4
15	17	高3	あり	0	12
15	18	高3	あり	0	15
15	19	高3	あり	0	8

共通語語彙使用数による並べ替え

順位	SUB	学年	ASD	方言語彙数	共通語語彙数
1	6	小6	あり	0	42
2	20	高3	あり	1	41
3	46	高3	なし	0	39
4	35	高1	なし	3	38
4	39	高1	なし	0	38
6	44	高3	なし	0	36
7	15	高1	あり	0	35
8	12	中3	あり	0	33
9	38	高1	なし	0	32
10	23	小2	なし	21	31
11	14	高1	あり	1	29
12	30	中2	なし	4	25
12	9	中1	あり	0	25
14	28	中1	なし	3	24
15	33	中2	なし	0	23
16	13	中3	あり	2	20
16	27	小6	なし	0	20
16	8	中1	あり	0	20
19	45	高3	なし	4	19
20	42	高2	なし	1	18
21	41	高2	なし	0	17
22	43	高2	なし	1	16
23	37	高1	なし	24	15
23	32	中2	なし	0	15
23	18	高3	あり	0	15
26	34	中3	なし	0	13
27	31	中2	なし	0	12
27	17	高3	あり	0	12
29	22	小1	なし	2	11
29	5	小5	あり	0	11
29	10	中1	あり	0	11
32	24	小2	なし	5	10
33	36	高1	なし	14	9
34	4	小5	あり	0	8
34	19	高3	あり	0	8
36	40	高2	なし	0	5
37	11	中2	あり	2	4
37	16	高2	あり	0	4
39	29	中1	なし	35	3
39	26	小4	なし	0	3
39	3	小4	あり	0	3
39	7	中1	あり	0	3
43	25	小4	なし	0	2
44	21	小1	なし	2	1
44	1	小3	あり	0	1
44	2	小3	あり	0	1

※SUBは児童生徒に便宜的に割り当てたナンバー

言語彙使用数が多い順に児童生徒を並べ替えたもの、右側は共通語語彙使用数順に並べ替えたものです。

網掛けがあるものがASDで、ないものがnon-ASDです。方言語彙使用順でみると上位にはnon-ASDが集まっています。ASDは10位に2名登場しますが、方言語彙使用数は2語のみです。一方、共通語語彙使用数で並べ替えると1位2位をASDが占めています。その後も、ASDとnon-ASDの並びはばらついています。

方言語彙の使用については、ASDとnon-ASDで差が顕著にみられました。方言語彙のうち1語でも使用するとした児童生徒は、ASDでは20名中4名であったのに対して、non-ASDでは26名中13名でした。平均使用語彙数は、ASDで1・50であり、non-ASDは9・15でした。ASDでは、方言を用いた児童生徒でも最大使用語彙数は2語にとどまっています。一方、non-ASDのなかには方言語彙を35語も使うと評定された児童生徒がいて、non-ASDに方言語彙を多用する児童生徒が集中していました。しかしながら、このような差は、方言という要因ではなく、たまたまASDのなかに語彙習得が少ない者が多いという結果かもしれません。

そこで、共通語語彙についてもみてみます。もし、共通語語彙でも同様の傾向がみられるならＡＳＤとｎｏｎ－ＡＳＤで方言語彙の使用に差があるというより、語彙習得量の差が反映されたことになります。

対応する共通語語彙では、ＡＳＤとｎｏｎ－ＡＳＤの順位はばらつきました。対応する共通語語彙では両者の使用には差がないのに、方言語彙の使用においてのみ差がみられるということになりました。

また、方言語彙の不使用については、特定の品詞において不使用がみられるというよりはすべての語彙での不使用と言わざるをえませんでした。どうやら、ＡＳＤは特定の品詞というわけではなく方言語彙全般を話さないという疑いが深まりました。また、音声的特徴についての質問の結果は、ｎｏｎ－ＡＳＤに比べＡＳＤにおいて方言的音声特徴が弱いとする結果が得られました。

この結果は、ＡＳＤは方言語彙全般を使用せず、さらに方言らしい音声的特徴で話していないということを示唆しています。

学会での反響

これまで述べてきた研究結果を学会で発表してみました。

最初は、鳥取県米子市でおこなわれた日本特殊教育学会（2008年）のポスター発表で、「自閉性障害児・者の方言使用について――〝自閉症はつがる弁をしゃべらない〟との風聞をきっかけに」というタイトルでした。

参加者が少ない時間帯だったこともありましたが、誰も足を止めてくれません。タイトルを一瞥して、サーッと通り過ぎていきます。同じ時間のとなりの発表には人が集まり、説明を求められているのですが……。

一瞬足を止めてポスターのタイトルをみている人に「ご説明しましょうか？」と私が声をかけると、

「いえ、結構です」と頭を丁寧に下げられてしまう有様。

手持ち無沙汰にしていると、ひとりの女性が「私、山形の特別支援学校で教師をやっているんですが……。そうですよね。自閉の生徒って方言話しませんよね」と話しかけてきました。

「やはりそうですか！　山形でも」

「私、不思議だなと思っていたのだけど。青森でも話しませんか！」

その後、幾人かの人と話をしました。その時の印象は、日本海側に在住の方からは、「わかる。そうですよね」という意見が、太平洋側、特に関東周辺の方からは、「いや感じたことがないし、それで？」というものでした。

次の年、栃木県宇都宮の大会で発表したときには、時間帯もよかったのでしょうか、それなりの反響がありました。

自閉症の言語を研究しておられる先生からは、

「これは、プロソディなど話し言葉の音声的特徴の問題が関係しているのじゃないか」と意見をいただけるようになりました。

翌年、長崎の大会で発表したとき、すぐ側で発表していた関西の先生は、

「大阪でもそうやねん。大阪弁はイントネーションが大きく変化するから自閉には話しにくいと思う。それに比べて共通語は話し方が平板やから話しやすいんとちゃうかな」

長崎の特別支援学級の先生は、

「私もそういう感覚があったんですが、同僚に話してもあまり通じなくて。こうやってデータとして出してもらえて、やっぱりと思いました」

この頃から、全国でも同じ現象が起きているのではと考えるようになってきました。

その翌年の２０１１年の特殊教育学会は弘前で開催されました。弘前大学が準備を引き受けることとなり、「自閉症児・者の方言使用について――『自閉症はつがる弁をしゃべらない』との風聞の検討」というタイトルで準備委員会企画シンポジウムを

おこないました。

この準備委員会企画シンポジウムから、方言学者である弘前大学の佐藤和之先生に参加していただきました。佐藤先生からは、【自閉症児者は方言を話さない】という現象について方言と共通語の使い分け行動と対人距離の関係など、方言の社会的側面からの役割が説明されました。この解釈こそがその後の私たちの理論的検討の方向性を決めることになります。私は、それまでの調査結果（青森・秋田県北）を報告しました。

この時、印象的だったのは、フロアから出た意見で、「津軽弁や秋田弁などは、ただでさえ他地域の人間には聞き取りにくい。そのような特徴がASDの人の聞き取りを困難にしている可能性はないのか」というものでした。この疑問の後半部分については後ほど答えていくこととして、前半の津軽弁や秋田弁はわかりにくいというのは本当でしょうか。

じぇんこ、出せ

他県の人にとって津軽弁がわかりにくいことを伝える逸話として次のようなものがあります。

２００９年裁判員制度が始まり、一般市民が裁判にかかわるようになりました。その直前に河北新報に次のような記事が載っていました。

「津軽弁の供述を翻訳　青森県警が調書に導入」（河北新報、２００９年4月19日付け）

裁判員に選ばれる人のなかには、県外出身者も含まれるでしょう。そうすると、容疑者の供述調書などに含まれる津軽弁の内容を理解できない場合がありえます。調書は、原則容疑者の話した内容をそのまま記載することになっています。しかし、方言独特の言い回しがあり、標準語にするとニュアンスが伝わらなくなります。津軽弁「じぇんこ、出せ」は「金を出せ」です。津軽弁話者に言わせると「じぇんこ」は「金」だが、どちらかというと「少額」というイメージだそうです。銀行強盗で数千万の大金を盗もうとしたら「じぇんこ（銭っこ）」とは言わない。

記事に例としてあげられていたのは「わ、たげ頭さきたはんで、ふったいてまったじゃ」という津軽弁。これを共通語に翻訳すると「わたしは大変頭にきたので、殴ってしまったのです」となり「リアリティーに欠ける」(青森県警刑事企画課)。翻訳が丁寧すぎるという気もしますが、だからといって勝手に「俺、頭にきたからよぉ。ぶん殴ってやった」とするわけにもいかないでしょう。

先の文章では、読点(、)が入っていますし、「あたま」は漢字表記になっていますので、まだわかりやすくなっています。この文章をすべて平仮名で表記すると「わたげあたまさきたはんでふったいてまったじゃ」となります。実際に津軽弁話者の話を聞くと、県外の人にとっては単語の区切りを認識することさえ困難でしょう。

また、方言語彙としては「わ」→「わたし」、「たげ」→「大変」、「(頭)さ」→「(頭)に」、「(きた)はんで」→「(きた)ので」、「ふったいてまった」→「殴ってしまった」、「じゃ」→「のです」が含まれています。共通語と一致するのは「頭」と「きた」だけです。

さらにこのことばが津軽弁発音・アクセントで語られます。発音としては、「開ける」を「あゲる」、「旗」を「はダ」などカ行タ行が濁音化しますし、「シ」と「ス」、「チ」と「シ」、「ジ」と「ズ」を区別しません。また、語のなかに「ン」が入ったり(すじこ→すんずこ)、単語のうしろに「ッコ」をつけたりします(お茶っこ)。

方言をわけるひとつの考え方として、発音の側面からモーラ方言とシラビーム方言というわけ方があります。モーラとは拍のことで、促音(ッ)・撥音(ン)・長音(ー)などは多くの地域では拍として捉えます。「かえる」が音としては3拍からなるのと同じように「かっぱ」など促音が入っている場合も「カ・ッ・パ」と促音も1拍として数え、同じく3拍となります。「学校新聞」は「ガ・ッ・コ・ー・シ・ン・ブ・ン」の8拍となります。しかし、東北北部と九州南部のシラビーム方言ではこれとは異なる区切り方をするといわれます。「かっぱ」は「カッ・パ」の2音節に、「学校新聞」は「ガッ・コー・シン・ブン」と4つの音節で区切るというものです。他地域の人にとっては促音・撥音・長音は捉えるのが難しいほど簡略化されているように感じられ、実際には「ガコシブ」と言っているように聞こえます。

このように発音および語彙や言い回しが独特であるために、津軽弁は他地域の人にとっては難解な方言と捉えられています。ただし、青森県がすべて津軽弁なわけではありません。太平洋側は南部弁、下北半島では下北弁という方言がそれぞれ使われています。

学会で出された疑問は、このような津軽弁あるいは北東北方言の難解さのために、ASDの方言習得が妨げられているという考えにあるようです。この主張が正しければ、**【自閉症児者は方言を話さない】**という印象は、北東北限定あるいは特定の方言においてのみ生じていることになります。

　さて、他地域でも同じことが起きているのでしょうか。たしかに、これまでの発表でも、「他の地域ではデータをとってないんですか」と言われました。特に関西については「関西の人って、どこに行っても関西弁で話しますよね。テレビとかでも関西弁が流れてるから、違うデータが出るんじゃないですか」。

　方言は、地域ごとに違います。また、方言に対する意識も地域ごとに違います。共通語圏に行っても方言を使い続ける地域、なるべく方言を話さないようにする地域。方言にコンプレックスをもっている地域もあれば、方言を前面に押し出して自分の地域性をアイデンティティのようにしている地域もあります。テレビをみていても、関西弁のように露出が多い方言もあれば、ローカル局のみでしか聞けないような方言もあります。

　となると、同じ方言といってもいろいろと異なる部分がありそうです。【自閉症児者は方言を話さない】は、全国でも同じことが起きているのでしょうか。それとも、「自閉症児者は、北東北方言を話さない」または、「自閉症児者は、○○方言と○○方言と○○方言は話さない」どちらでしょうか？

第3章　全国調査

青森・秋田を飛び出して

これまでの調査結果は、【自閉症児者は方言を話さない】が単なる噂ではないことを示しているようでした。ですが、私たちがもっていたデータは、青森・秋田県北という北東北地域限定のデータです。前に述べたように北東北の方言、特に津軽弁の難解さはよく知られています。津軽弁をはじめとした特定の方言においてのみ起きていると考える人もいました。他の方言を使用している地域でも同様なことが起きているのでしょうか。

まずは、そのことを確かめてみようと思いました。そこで、当時、国立特別支援教育総合研究所（特総研）の主任研究員であった菊地一文先生に相談をしました。特総研には、全国から特別支援教育にかかわる先生方が専門研修のため集まっています。その研修に参加していた先生方に、アンケートをお願いしました。

特総研の研修参加者は、全国各地から集まりますので、方言がほとんど使用されない首都圏などからの先生もいます。今回研修に集まった先生方が勤務しておられる地域では、どの程度方言が使われているとみなされているのでしょうか。結果は、「よく使われる」が34％、「まあ使われている」が46％、合わせて80％が方言が使われていると回答しました。方言使用に、どのような特徴がみられるかについて、「(方言)単語を使用している」「単語は標準語、イントネーションは方言」「接続詞・助詞が方言」それぞれに該当するかどうか尋ねました。方言単語については24％、単語は標準語だがイントネーションは方言については58％、接続詞・助詞については34％が該当する（「はい」）と回答しました。回答者が勤務地の方言を話すかと尋ねたところ、地域の方言を「よく使う」17％、「まあ使う」48％であり、合わせると65％が方言を使うと答えていました。また、全体の73％が勤務地と同じ県の出身であると回答していました。7割以上の回答者が、ご当地出身であることを考えると、地域で使われている方言やイントネーションについては十分慣れ親しんでおり、回答にあたって判断に大きな誤解はないと思われます。

まず、地域で方言が「ほとんど使われない」と回答し、地域の子ども、知的障害（ID）、自閉スペクトラム症（ASD）の方言使用について、すべて「話さない」と回答した場合、共通語主流社会に居住している可能性が高いとして分析から除きました。

地域の子ども、ID、ASDの方言使用評定を表したものが図3.1①です。青森、秋田県北のときの調査では、地域の子どもについては「話す」、IDとASDについては

「使う」かどうか評定を求めていましたが、この調査からは「話す」で統一しました。その結果をみると、地域の子ども、IDでは、方言を話すという判断が6割を超えているのに対して、ASDでは話さないという判断が7割と逆転現象が起きています。

次は、このような現象に地域差があるかについてみてみましょう。この全国のデータを、北海道、東日本、西日本、九州、そして沖縄にわけてみました。このうち、50名以上の回答者がいた東日本と西日本のデータを図に示しました（図3.1②③）。

東日本、西日本ともに全国データと同じくASDの方言使用の評定が地域の子どもおよびIDと比べ低いようすがみてとれます。地域の子どもとIDのあいだの差は、相対的に小さなものでした。東日本の方が、西日本に比べると全般的に方言使用が少ないようにみえますが、共通語が東日本方言に属する東京のことばを基本にしているためだろうと考えられます。

菊地先生は、特別支援教育におけるキャリア教育を専門に研究を進めており、その関係で全国で講演をおこなっています。そこで、菊地先生が全国で講演をおこなうのに合わせて、協力していただける地域や学校で調査をおこないました。北東北から地理的にも言語的にも離れた西日本から京都、舞鶴と高知、九州から北九州、大分、鹿児島で調査を実施しました。京都、舞鶴、北九州、鹿児島では、特別支援学校に調査を依頼しました。高知、大分の講演でのアンケートについては、回答者のうち特別支

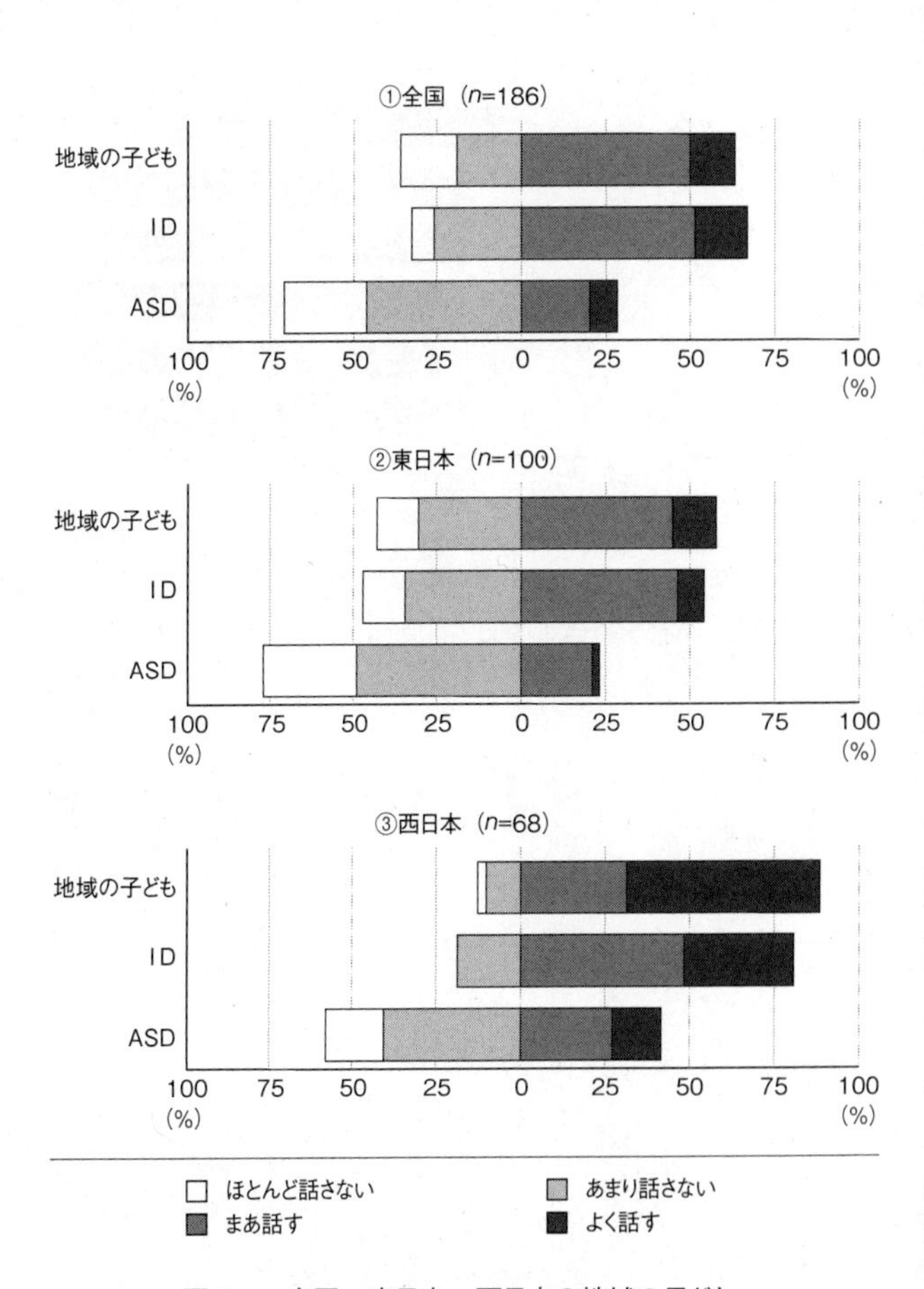

図 3.1　全国、東日本、西日本の地域の子ども、ID、ASD の方言使用評定

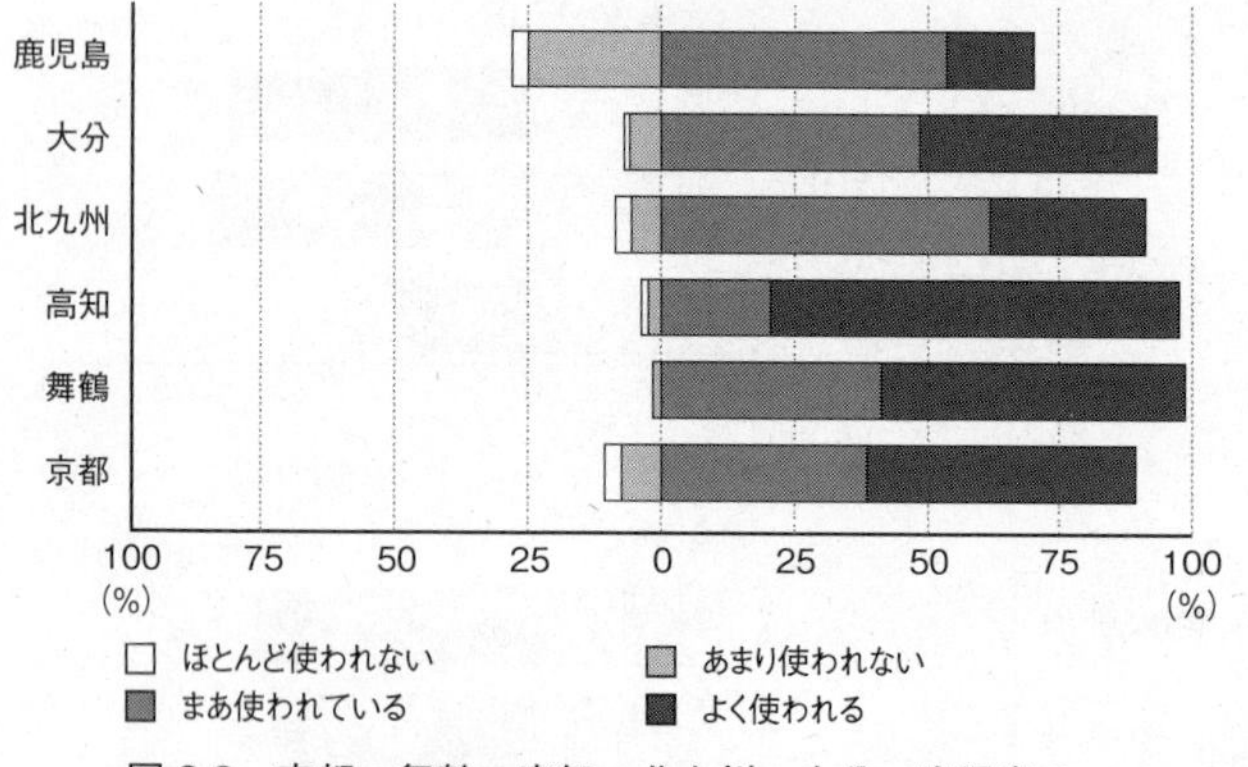

図 3.2　京都・舞鶴・高知・北九州・大分・鹿児島の地域方言使用評定

援教育の関係者分について分析をおこないました。その結果をまとめたのが図3.2と図3.3です。

地域での方言使用程度については、「よく使われる・まあ使われている」とする回答者の割合が、すべての地域で7割を超えています。これらの地域では方言が日常的に使われているようすがうかがえます。ただし、「よく使われる」と「まあ使われている」の割合については、地域ごとに差がみられます。高知のように「よく使われる」が8割に近く、方言使用がはっきりと意識されている地域もあれば、北九州や鹿児島のように3割程度しかみられない地域もあります。全体的には、これらの地域は、方言が使用されている地域とみてよいようでした。

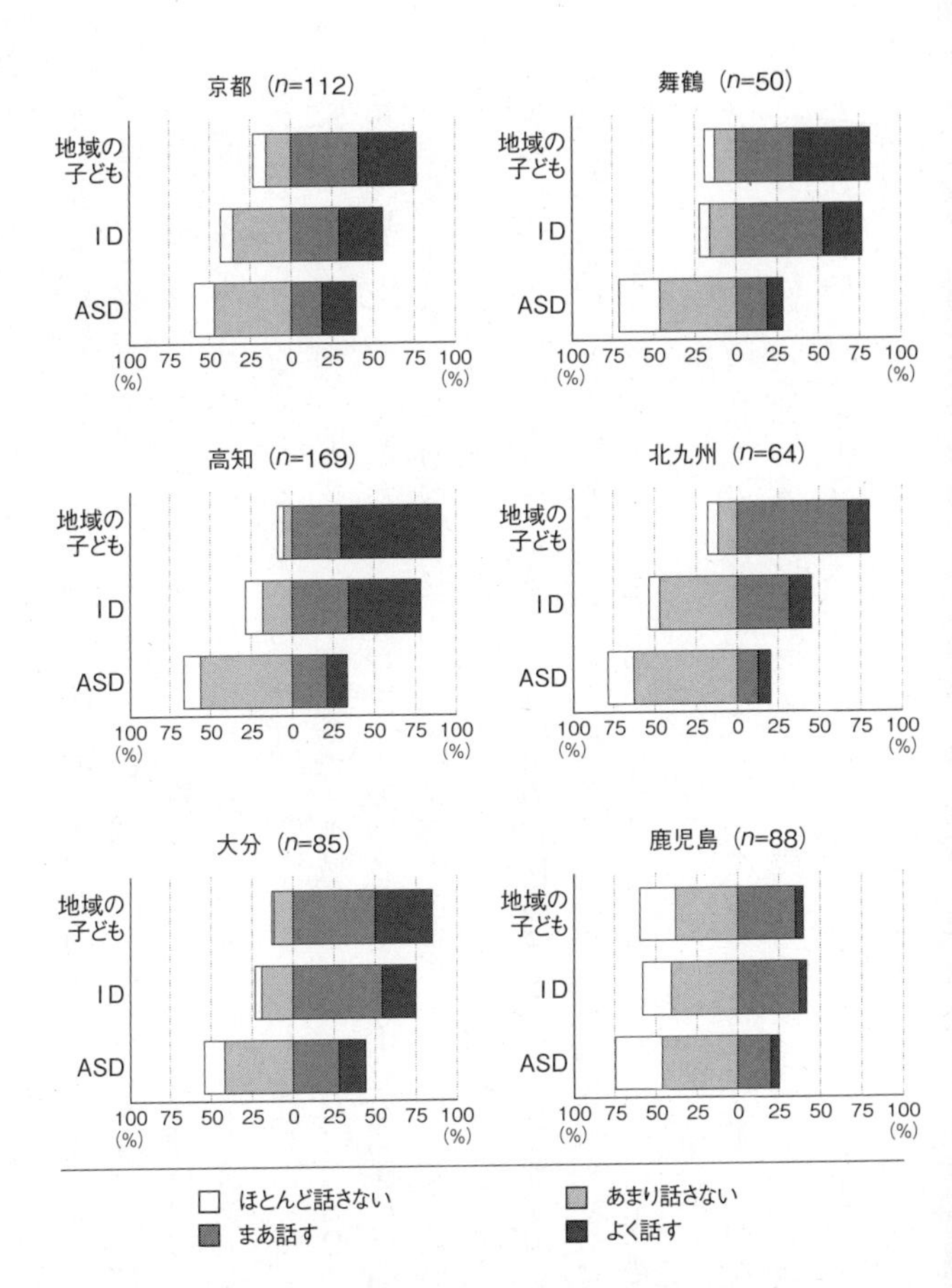

図 3.3　京都・舞鶴・高知・北九州・大分・鹿児島の地域の子ども・ID・ASD の方言使用評定

ただし、この図3.2は県や地域の方言の使用程度を客観的に表しているとは限りません。特定の学校に直接お願いしておこなったものもあれば、講演会・研修会の参加者を対象におこなったものもあるためです。その意味では、それぞれの地域の方言使用の程度を比較するためのものではありません。あくまでも調査地域が方言を主に使用しているかどうかを検討するためのものです。

京都、舞鶴、高知、北九州、大分、鹿児島での地域の子ども、ＩＤ、ＡＳＤの方言使用についての評定を比べたものが図3.3です。地域の子どもとＩＤの関係は、地域ごとに異なりますが、ＡＳＤの方言使用が地域の子どもおよびＩＤに比べて少ないという点はすべての地域で一致しました。

このなかで、鹿児島だけは、先ほどの地域の方言使用とともにＩＤと地域の子どもの方言使用が少ないことに驚かれるかもしれません。地域の方言使用は他地域に比べて少ないと評定されていますし、地域の子どもの6割が方言を使わないとなっています。

私は、鹿児島は方言が強い地域という印象をもっていましたし、文献では鹿児島は主たる方言主流社会とされていたからです。ただ、鹿児島には方言矯正教育が強くおこなわれたという歴史があります。方言札というものが存在し、方言を話した子どもはこれを首からかけさせられたとされます。そのため、回答者に方言に対するコンプレックスなどがあり、このような回答になったとも考えられました。調査で鹿児島を訪ね、駅などで人びとの会話に注意を払いましたが、まったくと言っていいほど鹿児島弁らしきものを聞き取ることができませんでした。高知の街中で買い物をしたときに、店員さんや地元の人が方言を話していたのとは対照的でした。

ちなみに、鹿児島での調査は鹿児島市内の特別支援学校2校にお願いしました。鹿児島市以外、特に琉球方言に含まれる奄美大島などでは、また異なるのかもしれません。

いずれにせよこれらの結果は、【自閉症児者は方言を話さない】という印象が、北東北限定の現象ではないことを示しました。ある程度方言を使用する地域では、ASDとかかわる人びとにとって共通する印象だということになります。

印象調査

ここで、調査方法について述べておきます。この研究を発表したときに、幾人かの方から、どうして先生に対する質問紙調査という方法を用いているのか、子どもたちの発言を記録して分析した方が直接的ではないか、という質問を受けました。たしかにそうです。私たちも当初はそう考えていました。しかしながら、検討をしていくなかでそう簡単ではないことがわかってきました。

一般的には、このような研究では比較研究が主になります。地域の子どもはこうだが、ASDはこれとは違った。ASDはこうだが、地域の子どもはこうだった。この二つの群は、ASDを有しているかいないかということ以外、できるだけ同じ特性をもっている必要があります。

たとえば、ASDのおとなと地域の子どもを比較して、そこに差があったとしても、この場合、ASDの特性によるものか年齢によるものかわからなくなります。検討したい特性以外はできるだけ条件を揃えます。そのため、年齢や知能指数（場合によって言語発達年齢）などで合わせた二つの群をつくるという方法がおこなわれます。

当初、私たちの研究グループで話し合ったときには、「談話分析」をするのがよいという意見がありました。談話分析とは、実際に対象とする人の会話を（録音など）記録して、それをあとで分析する方法です。子どもの言語を研究するときなどによく使われる手法です。

この方法は、一日の会話をすべて記録して分析したいというような場合に適しています。方言の使用は、相手や場面によって違ってくるでしょう。たとえば、授業場面でASDの方言使用が少ないという結果が出たとしても、「それは授業場面だからだ」あるいは「先生を相手にしたからだ」という指摘を受ける可能性があります。ですから、できるだけ長い時間記録をとっておくことが必要になります。

一日の記録を分析するという作業を考えると、何十人も対象にすることは困難です。実際、談話分析の手法では、対象となるお子さんの数は数名程度です。そこで、ASD数名と地域の子どもまたはｎｏｎ－ＡＳＤ数名を選ぶことを考えました。

ここで、先ほどの条件統制の話を思い出してください。二つの群は、できるだけ条件が同じでなければならないと述べました。特に、結果に影響を与えそうな要因については注意が必要です。

今回、結果に影響を与えそうな要因としては、⑴家族の方言使用の程度、⑵主たる養育者の方言使用の程度、⑶幼稚園・保育園への通園経験、⑷言語指導を受けていたかどうか、⑸生活年齢、⑹発達年齢、⑺知能指数、などが考えられました。

ところが、⑴の家族の方言使用の程度というところからつまずきました。津軽は方言主流社会とはいっても、家族全員が、津軽出身者ばかりではありません。お嫁さん（お母さん）は、もともと他県出身者という人もいます。おばあちゃんが他県の出身という場合もありますし、お父さんが他県からという場合もあります。家族内の方言使用についてもさまざまな組み合わせがあります。⑵の主たる養育者がだれかという問題については、おじいちゃんおばあちゃんが面倒をみていたという子の場合、より方言がきつく出ることもあるでしょう。⑶の幼稚園や保育園に通っていたかどうか。幼稚園や保育園の通園が子どもの方言使用に与える影響については、まだよくわかっていませんが、他県出身の保護者の方からは、「保育園に行くようになって方言を覚えてきて使っている。ただし、一人遊びをしているときに言っていて、親に向かっては今までどおりの言い方をしている」というような話もあります。

言語指導を受けていたか、生活年齢、発達年齢、知能指数などについてまで含めると統制された2群をつくることは事実上、不可能と考えられました。また、ペアができたとしても、わずかな数のデータでは納得させられるとは思えませんでした。任意に自分に都合のよい対象を選んだからだと言われる可能性が高そうでした。

特別支援学校の生徒さんの談話分析をしようとすると、学校の先生を通じて保護者の方にお願いすることになります。先生に聞けば、対象となったお子さんが「学校」で方言を話しているかどうかある程度わかるでしょう。学校で方言を話しているｎｏｎ－ＡＳＤの生徒と方言を話していないＡＳＤの生徒を対象に選んだのでは、ＡＳＤが方言を話さないという結果が出たとしても当然です。

だからと言って、方言を使わないｎｏｎ－ＡＳＤと方言を使わないＡＳＤをはじめから選ぶわけにもいきません。本人の方言を使う使わないは無視して、無作為に選べばよいのですが、選ぶ段階で先生に「この生徒さんは学校で方言使っていますか」と聞けば「使っています」「あまり使いませんね」とある程度情報が得られてしまいます。方言を使っているか、使わないかということだけなら、談話分析までする必要はあまりなさそうでした。

また、評定者の問題もありました。方言は、語彙だけでなく音声的特徴もあります。ビデオや音声を聞いて、「これは津軽弁」と同定できる人が必要になります。津軽方言について同定できる専門家を複数名確保するのは困難でした。

以上のような理由から、私たちは、今回印象調査という手法を用いることにしました。もともとの出発点が【自閉症児者は津軽弁を話さない】という印象だったこともあります。現実にＡＳＤの人と接している先生の感覚に頼ることにしました。

現場の先生方は、それぞれに地域で普段から方言に触れています。各回答者自身がどの程度方言を使用しているかわかりませんでしたが、リアルな聞き手であることは確かです。そういう意味では、言語学者のように方言を明示的・分析的に研究対象としては取り扱っていないにしろ、多くの時間を方言に接して生活していると考えられます。

また、多数に尋ねることで、その集団が属している共通意識が浮かび上がることになると考えました。実態として方言を使用しているかどうかはおいておくとしても、〈方言を使用していない〉という印象がその社会集団で共通してみられるものかどうかを明らかにすることが、研究への一歩になると思われました。

方言の語彙の不使用は他地域でもあるか？

【自閉症児者は方言を話さない】という印象は、全国的にみられました。では、青森県（弘前市）の特別支援学校の生徒でみられたASDの方言語彙の不使用という現象は、他の地域でも同様にみられるのでしょうか。

これについても調査してみることとしました。候補地としてどこを選ぶべきでしょう。青森の方言語彙調査のところでも述べましたが、この調査では小学生や中学生が使用する方言を調べることになります。方言がもっとも色濃く残っているとみなされている（方言主流社会）津軽地域でも、調査語彙44語のなかで子どもたちが使用していると判断された語彙は38語でした。同じ方法で調査するなら、子どもたちの使う方言語彙が一定数残っている地域でないと調査は困難です。

そこで高知を選びました。高知は、地理的に青森から離れ方言特性も東北方言とは異なっています。地域の方言使用についての調査で方言使用の意識が強いという評定が得られていますし、なによりも方言主流社会として知られています。

まず、高知で調査する方言語彙を選び出すため、高知大学の国語教育学の渡辺春美先生に高知大学教育学部に通う高知県出身の4年生4名を紹介していただきました。学生自身が教育実習をおこなうなかで、地元の子どもたちが今も使っている方言語彙や、自分が現在用いている方言語彙をあげてもらいました。その後、調査対象の特別支援学校の先生にそれぞれの単語について、地域の子どもたちが使用しているかどうか再チェックしてもらいました。その結果23語の土佐弁語彙を選ぶことができました（表3.1）。

ここから先は、基本的に青森の特別支援学校でおこなった調査とほぼ同じ手続きです。各生徒ごとの単語使用チェックリストに4件法で使用程度を担任の先生に評定してもらいます。

今回、選んだ土佐弁語彙はすべてに使用者がいました。もっとも少ないものは、「まっこと（本当に）」「へっち（そっち）」で2名のみに使用されているという評価でした。一方、「しゆう（している）」はもっとも使用者が多く23名でした。

ＡＳＤとｎｏｎ-ＡＳＤの方言語彙の使用数と対応する共通語語彙の使用数を比較したものが表3.2です。津軽のデータと同じ傾向がみられます。方言語彙使用数で並べ替えると、6位にＡＳＤが入っている以外、13位まではすべてｎｏｎ-ＡＳＤでした。

表 3.1　土佐弁語彙と共通語語彙

土佐弁	共通語
(水が)まける	(水が)こぼれる
(電話を)しゆう	(電話を)している
(電話を)しちゅう	(電話を)〈すでに〉している
(電話を)しちょった	(電話を)〈すでに〉していた
～き(例：行ってきたきね)	～から(例：行ってきたからね)
～が(例：なにしゆうが)	～の(例：なにしてるの)
まっこと	本当に
ちょびっと	ちょっと
だれる	つかれる
ひやい	さむい
～ろう(同意を求める)	～だろう(同意を求める)
どっぱー	どれくらい／どのくらい
(これ)ばあ	(これ)くらい／ぐらい
うち(女性一人称)	わたし(女性一人称)
うちんく	私の家
ひとんく	人の家
(車に)つむ(例：車につんでって)	(車に)乗せる(例：車に乗せてって)
や(例：きーや／しーや)	ね／よ(例：おいでね／しろよ)
がいな	乱暴な／荒い／ひどい
へこい	ずるい
へっち(向くな)	そっち(向くな)(方向違いの方向)
つつく	いじる
もん(例：くだもん／わかもん)	もの(例：くだもの／わかもの)

表 3.2　土佐弁語彙使用数および共通語語彙使用数による並べ替え

土佐弁語彙使用数による並べ替え

順位	SUB	学年	ASD	方言語彙数	共通語語彙数
1	35	高1	なし	22	5
2	41	高3	なし	20	16
3	38	高2	なし	19	8
3	42	高3	なし	19	21
5	43	高3	なし	16	18
6	39	高2	なし	15	11
6	18	中3	あり	15	21
8	29	小4	なし	13	7
8	36	高1	なし	13	11
10	40	高2	なし	12	12
10	37	高1	なし	12	14
10	44	高3	なし	12	21
13	30	中1	なし	11	9
14	27	小1	なし	10	5
14	3	小2	あり	10	17
16	33	中3	なし	9	20
17	10	小6	あり	8	10
17	32	中2	なし	8	19
19	12	中1	あり	7	0
19	19	中3	あり	7	7
19	21	高1	あり	7	11
22	15	中2	あり	6	4
22	34	中3	なし	6	17
24	22	高1	あり	5	7
24	8	小5	あり	5	15
26	20	中3	あり	4	7
27	23	高1	あり	2	9
27	26	高3	あり	2	22
29	5	小3	あり	1	0
29	31	中1	なし	1	14
29	1	小1	あり	1	16
32	28	小2	なし	0	0
32	24	高2	あり	0	0
32	9	小5	あり	0	0
32	11	小6	あり	0	0
32	4	小2	あり	0	1
32	2	小1	あり	0	2
32	6	小3	あり	0	2
32	16	中2	あり	0	10
32	13	中1	あり	0	10
32	7	小3	あり	0	12
32	17	中2	あり	0	16
32	25	高2	あり	0	22
32	14	中1	あり	0	23

共通語語彙使用数による並べ替え

順位	SUB	学年	ASD	方言語彙数	共通語語彙数
1	14	中1	あり	0	23
2	26	高3	あり	2	22
2	25	高2	あり	0	22
4	42	高3	なし	19	21
4	18	中3	あり	15	21
4	44	高3	なし	12	21
7	33	中3	なし	9	20
8	32	中2	なし	8	19
9	43	高3	なし	16	18
10	3	小2	あり	10	17
10	34	中3	なし	6	17
12	41	高3	なし	20	16
12	1	小1	あり	1	16
12	17	中2	あり	0	16
15	8	小5	あり	5	15
16	37	高1	なし	12	14
16	31	中1	なし	1	14
18	40	高2	なし	12	12
18	7	小3	あり	0	12
20	39	高2	なし	15	11
20	36	高1	なし	13	11
20	21	高1	あり	7	11
23	10	小6	あり	8	10
23	16	中2	あり	0	10
23	13	中1	あり	0	10
26	30	中1	なし	11	9
26	23	高1	あり	2	9
28	38	高2	なし	19	8
29	29	小4	なし	13	7
29	19	中3	あり	7	7
29	22	高1	あり	5	7
29	20	中3	あり	4	7
33	35	高1	なし	22	5
33	27	小1	なし	10	5
35	15	中2	あり	6	4
36	2	小1	あり	0	2
36	6	小3	あり	0	2
38	4	小2	あり	0	1
39	12	中1	あり	7	0
39	5	小3	あり	1	0
39	28	小2	なし	0	0
39	24	高2	あり	0	0
39	9	小5	あり	0	0
39	11	小6	あり	0	0

※SUBは児童生徒に便宜的に割り当てたナンバー

また、16位以下の29名中ｎｏｎ‐ＡＳＤは5名のみでした。一方、共通語語彙使用数で並べ替えたものをみてみると上位11名のなかにＡＳＤが5名、ｎｏｎ‐ＡＳＤが6名となっており、その後もＡＳＤとｎｏｎ‐ＡＳＤの順位に規則性はみられません。統計処理の結果も方言については使用人数、平均使用語彙数ともにＡＳＤとｎｏｎ‐ＡＳＤで有意差があることを示しました。しかし、共通語語彙ではこのような差は認められませんでした。なお、土佐弁の音声的特徴評定についても、ＡＳＤとｎｏｎ‐ＡＳＤで有意差がみられています。

このように、青森でみられたのと同様に高知においても方言語彙の使用にＡＳＤとｎｏｎ‐ＡＳＤで差がみられました。

特総研、京都、舞鶴、高知、北九州、大分、鹿児島の方言使用評定調査および高知での方言語彙使用調査は、青森・秋田県北の調査と同様の結果を示しています。ＡＳＤが方言を話さないという印象は、青森・秋田県北という北東北に限定した現象ではなく、一定程度方言を使用する地域においては普遍的な現象だと思われます。

当事者としての先生

先ほど述べたようにこの調査は、主に先生による印象評定を基にしています。日常、学校で彼らとやりとりをするなかでこれらの印象を得ていると考えられます。このような場合、先生は単なる観察者ではありません。やりとりのもう一方の当事者です。先生自身が、休み時間や場合によっては授業中にも方言を使用するかもしれません。

また、ASDやIDの生徒たちに対して、その知的能力や認知的能力、言語発達レベルやコミュニケーションスタイルに合わせて言い方や表現のしかたをさまざまに使い分けていることも考えられます。方言の使用の程度は相手が方言話者であるかどうかや場面（公的な場面か、私的な場面か）などによっても変わってきます。また、ASDに対してわかりやすいようにということで共通語に近いことば遣いを使用したりするなど、ASDやIDに対しての話しかけの態度の差が、ASDとIDの方言使用の差を引き起こしているかもしれません。

その意味では、生徒たちの方言使用についても、そのやりとりには評価者である先生方自身の対応のしかたが影響を及ぼしている可能性がありました。

そこで、⑴学校現場でのいくつかの場面をとりあげて、ASDおよびIDの生徒に対して方言をどの程度使っているか（態度）、⑵具体的場面を設定して、ASDおよびIDにどのように声かけするか、⑶ASDとIDへの声かけについての配慮を尋ねる質問をおこないました。

質問は、回答者（先生）の方言の使い分けについて、それぞれ場面を設定し、次のように尋ねました。①共通語で話すようにつとめる、②〇〇弁独特のことばが出ないように気をつける、③家にいるときよりは多少丁寧な〇〇弁で話す、④家にいるときと同じ〇〇弁で話す。①は共通語、②は準共通語、③は丁寧方言、④は方言と名づけます。

話しかける相手と状況は、次のとおりです。⑴授業中のASD児童生徒へ、⑵授業中のID児童生徒へ、⑶休み時間中のASD児童生徒へ、⑷休み時間中のID児童生徒へ、⑸地域の子どもへの私的な話しかけ。

地域の子どもへの話しかけについても、ASDやID児童生徒と同様に授業中や休み時間中での話しかけを尋ねればよいのですが、回答者の多くが特別支援学校あるいは特別支援学級の先生であるため、学校で地域の子どもと接触する機会は少ないと考えられました。

結果は、図3.4のとおりです。方言を使用する割合（方言・丁寧方言）の順に並べました。ほとんどの地域で、地域の子ども、ＩＤに休み時間中、ＡＳＤに休み時間中、ＩＤに授業中、ＡＳＤに授業中、という順番になりました。

先生方は相手および場面によって方言を使用する態度を変化させているようです。高知では、地域の子どもに話しかけるときは８割以上の先生が「方言」あるいは「丁寧方言」で話しかけていても、ＡＳＤに授業中に話しかけるときには６割以上が「共通語」または「準共通語」で話しかけていました。やはり先生たちもフォーマルな場では共通語的に、フランクな雰囲気のときには方言で話そうとしているようすがうかがえます。

ＡＳＤとＩＤに対する話しかけの差ですが、ＩＤへの話しかけの方が方言側にすこし偏っているようにもみえます。しかし、ＡＳＤとＩＤの方言使用においてみられたほどにはその差は明らかではありません。

具体的場面を想定しての話しかけについては、次のような場面を設定し、回答を求めました。

「今日は遠足です。そろそろ出かける時間になりました。あなたは、遊んでいるA君に出発することを知らせます。共通語では、『行くよ』と声をかけます。あなたならどのように言いますか。カタカナで書いてください」

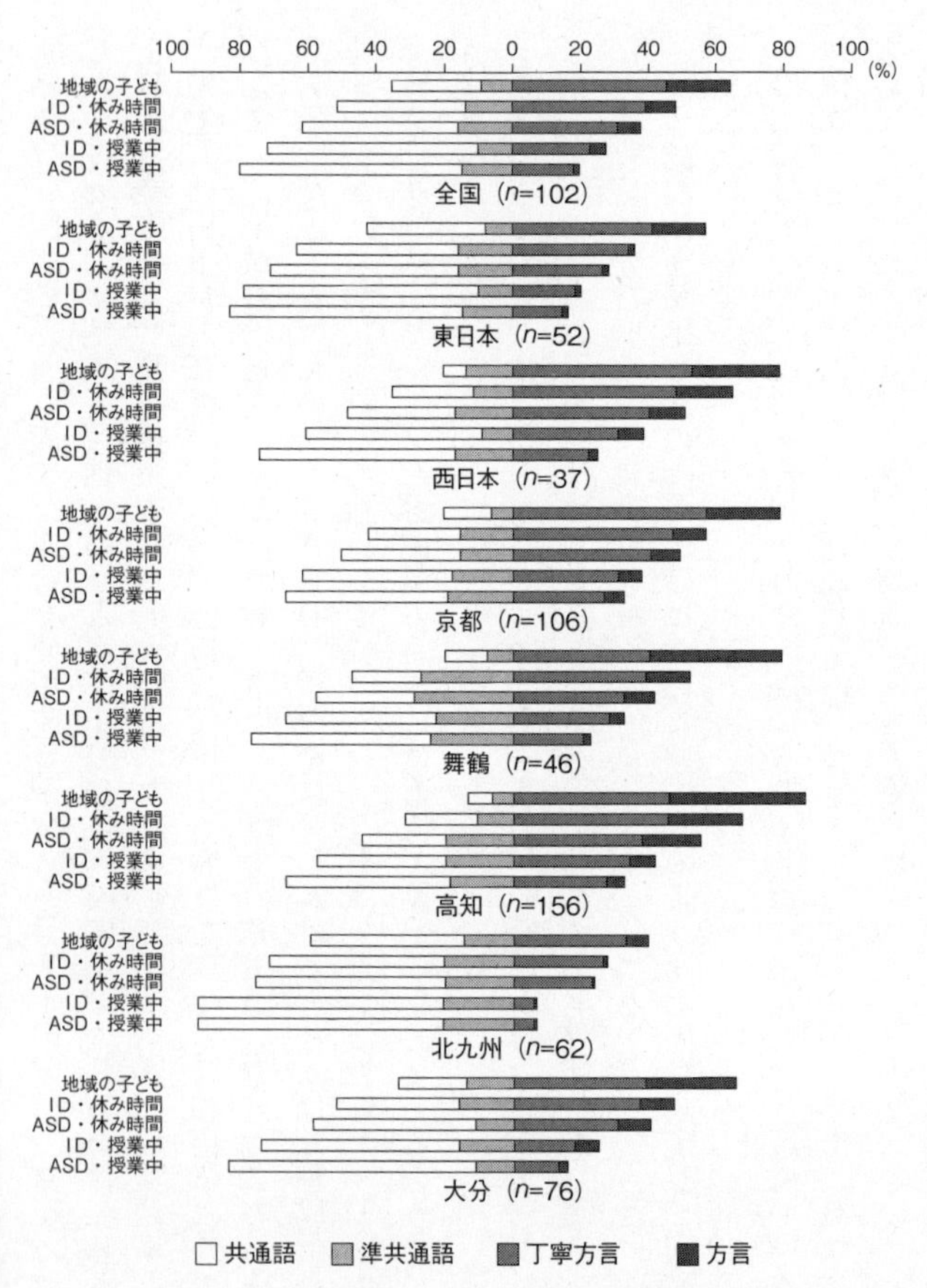

図 3.4　地域の子ども、ID、ASD への話しかけの際の教師の方言使用（松本，2014）

さらに、もうひとつ、より切迫した場面として

「もう遠足のバスが学校に来て、バスの発車時間が迫っています。みんなはもうバスに乗っていて、出発するばかりです。でも、A君は動こうとしません。共通語では、『行くよ』と声をかけます。あなたならどのように言いますか。カタカナで書いてください」

があります。

このような場面でA君がＡＳＤかＩＤであるかによって方言の使い方に差があるかを調べました。地域により差はありましたが、「行くよ」場面で方言を使用したのは1～3割程度でした。特に北九州と大分では方言はほとんどみられませんでした。そして、ＡＳＤとＩＤに対する方言使用には差は認められませんでした。先ほどのデータが示しているように公的な場面では、相手がＡＳＤかＩＤかにかかわらず、共通語的に話しかけようという意識があるのかもしれませんし、選んだことば「行くよ」が適切でなかったのかもしれません。

さらにＡＳＤやＩＤの子どもに対しての話しかけについて、心がけていることとして次の項目をあげて尋ねました。①短い文章を使う、②具体的に指示する、③「です」「ます」で話す、④漢語より和語を使う（例：昼食→昼ごはん）。それぞれについて、「全くない、あまりない、たまにある、ある」、の4件法で答えてもらいました。

結果は、ＡＳＤとＩＤで話しかけにおける配慮に差はみられず、全国およびすべての地域で「たまにある・ある」という回答が9割を超えていました。

この調査からは、ＡＳＤおよびＩＤに対する先生の話しかけには大きな差はみられません。学校という現場では、あまり方言を使わないようにしていることや、ＡＳＤかＩＤであるかどうかにはかかわりなく、理解しやすいよう話しかけようとしているようすがうかがえます。

第4章　方言とは

方言に注目

方言とは地域ごとのことばの相違で、音韻・語彙・語法などに違いがみられます。ただし、異なるとはいってても別のことばといわれるほどには差が大きくない場合を言います。逆に言えば、時とともに方言がそれぞれの発達をみせて、互いに意思疎通ができなくなると、ある段階で「別な言語」となります。

日本の方言を区分けする方法（方言区画）にはさまざまな案があります。ひとつの案として本土方言と琉球方言にわけるところまでは共通しています。本土方言と琉球方言、本土方言は東日本方言と西日本方言、さらにわかれていく構造に描くものがあります。たとえば、津軽弁は東日本方言のなかの東北方言のなかの北奥羽方言のなかの一方言となります。北奥羽方言としては津軽弁・下北弁・南部弁（八戸弁・盛岡弁）・秋田弁・庄内弁（小国方言）・北越方言・大島方言・三面方言などがあるとされています。さらに、ここで同じ方言として分類されている地域でもより細かな方言の区分に出会うこともあります。「あの話し方は、○○地域の人だね」他地域の人からは、同じ方言に聞こえるものの、地域の人びとは20キロ程度しか離れていない地域固有の方言を検出できます。弘前と五所川原の人は互いに話すことばを聞いて、出身地を当てることができます。

ただし、方言区分そのものについては、学者によって分類が異なります。方言の分類は、それほど簡単ではないようです。

柳田國男は「カタツムリ」の名称が地域ごとにどう変化するかを調べ、方言周圏論を提出しました。語や音などの要素が文化的中心地から同心円状に伝播したもので、外部地域には古い語が残っていると推定し、方言区画自体を否定しました。また、「探偵！ナイトスクープ」（朝日放送）の企画から全国アホ・バカ分布図がつくられ、「アホ」「バカ」の表現が同心円上の広がりを示すことが明らかにされています。ただし、これについては、異論もあるようです。

方言は基本的には、話しことばとして日常生活のなかで使われることがほとんどです。私的文書や文学作品・絵本などにおいて意図的に方言を使用することはあるものの、公的な文書はほとんどの場合、共通語といわれるもので書かれます。方言の要素としては、語彙・語法などもありますが、文章として表現される場合、音韻などの音声的特徴のいくつかは失われます。方言で書かれた文章を読んだだけでは方言のもつリズムまでは捉えられません。よく朝ドラのヒロインが方言の習得に苦労するといわれますが、文字としては記載できない音声的特徴が、方言をより方言らしく規定している部分があるせいです。

また、方言は、同地域のすべての人びとが同じように用いているわけではありません。年齢層によって使用する方言はかなりかわってきます。同じ地域で生活していても、「ばあちゃんの言うことはよくわからない」と言う若者もいます。そう言っている学生も、他地域出身の私からすれば十分立派な方言話者にみえます。

方言の特徴として、他地域とは異なる音韻・語彙・語法（または文法）という話をしました。音韻とは、東北地方でシとス、チとツの発音に区別がなくなることなどを想像するとわかりやすいでしょう。また、語彙については、今回の調査で用いたように津軽地方を例にあげれば、「だめだ」が「まいね」、一人称の「わ」などが含まれます。語法あるいは文法についてはどのようなものでしょうか。動詞の活用が変化する場合もあります。たとえば「かる（買う）＝青森」、「起きらん（起きない）＝沖縄」などがあります。動詞につく接辞などにも見られます。東日本では、否定形は「未然形＋ない・ねー」ですので「食べない・食べねー」、しかし西日本や沖縄では「食べん」となります。その意味では、弘前において「語彙」調査として実施したもののなかに、正確には文法に属するものも含まれます。また、先にも述べたように発音も含まれています（あがい／赤い）。

方言矯正

後に方言について調べるようになって知ることになるのですが、津軽地方の小学校では教科書を読むときに、発音・アクセント・イントネーションを共通語的に読むように矯正されていたそうです。津軽弁風の「わだしは」は、共通語風の「ワタシハ」に、「がっこ（学校）」は「ガッコウ」というように。そのため、津軽の子どもたちは、普段は津軽弁風の発音・アクセント・イントネーションで話していても教科書を読むときには、共通語風に話すこともできます。ところが、関西から来た学生に聞くと、「そんなことはない。たしかに教科書は共通語で書かれているが、アクセントやイントネーションは関西風に読んでいたし、矯正された記憶はない」と言いました。

前にも述べたように、むかしは、東北や九州では学校で方言を話すと方言札というものを首にかけさせられ、他の子どもが方言を話すまで外すことができないという制度がありました。一部の地域ではこのような形での標準語教育がおこなわれていました。

共通語と標準語

方言と対置することばとして、共通語あるいは標準語といわれるものがあります。共通語というのは、方言が異なる地域の人びとが互いに意思疎通できるようにしたことばです。少しぐらいアクセントや発音に差があってもあまり気にしない。ともかく互いに通じ合うことが大切になります。

共通語（全国共通語）と標準語は違うのでしょうか。社会通念的には、「全国どこでも通じることば」としてこの二つは同じ意味で使われています。

しかし、学術的にはこの二つは厳密に区別されています。標準語は「全国どこでも通じることば」であることに加えて、規範的で理想的なことばという意味が含まれます。場合によっては、そのことばを使うことが強制力をともないます。つまり、共通語が、方言の異なる人びとが互いに意思疎通できるために使うことばなのに対して、標準語は、国などが公的に強制力をもって定めたものという違いがあります。現在は、方言の再評価の動きや、国があることばを「標準」とすることについて疑問がだされるようになり、共通語という表現が一般的になってきています。

佐藤（1999）は、日本人の最近100年の言語意識の変遷について、大きくわけると前半は国家統一のための50年、後半は第二次世界大戦以後の国家成長のための50年だと述べています。1902年には国語調査委員会が設置され1903年に調査がおこなわれています。その調査方針には、「方言を調査して標準語を選定する」という項目があり、国が標準語を定めて、それを日本中で話せるようにするという方向性が打ち出されています。そのなかで、明治から昭和初期にかけては東京山の手の教養層が使っていたことばを標準語にという動きがありました。

現在、標準語を定義・規定する機関や団体はないので、公的に標準語といわれるものはありません。しかし、一般的に「標準語」といわれると東京で使われていることばを指すとなっています。すなわち、私たちが「標準語」といっているものも東京方言あるいは首都圏方言ということができます。文化的・歴史的・経済的・政治的背景が、東京方言を「標準語」たらしめていると考えるのがよいようです。

また、方言と共通語、どちらかしか話せないという人は今時少ないでしょう。ほとんどの人は、相手や場面によって方言と共通語を使い分けます。私が教育相談をしていると、それまで共通語で話していたお母さんが、携帯電話に出た途端に見事な津軽弁で話し始める、という場面に出会うことがよくあります。実際には、方言と共通語は、方言を使う地域（方言主流社会）においても混在して使用されています。「津軽弁と共通語のバイリンガル」という冗談があります。よほどご年配の方を除けば親しい人との会話が方言でも、場面によって共通語を使いこなすことができます。

方言と共通語の使い分けは、単語（語彙）だけでなく、発音においても起きているという国立国語研究所の報告があります。鶴岡市においておこなわれた方言調査で、ネコの絵をみせて名前を言わせるものです。鶴岡弁では「ネゴ」というそうです。このとき、「ネゴ」と回答した人は3％にとどまり1950年の調査の63％から激減したそうです。ところが、同じ絵をみせて「鶴岡弁らしく発音して」と求めたところ、88％が鶴岡弁風（ネゴ）に発音できたということでした。

方言が少なくなっているようにみえても、潜在的にはなお残っているようです。その意味では、「ことばが違う相手とも意思を交わし合うための共通語」が浸透してきたともいえるかもしれません。

第5章　解釈仮説の検証

方言についての研究

実は過去にも、自閉スペクトラム症（ASD）は方言を話さないとする指摘が、なかったわけではありません。日本では、小枝（2007）・木村（2009）・橋本（2011）が、ASDの言語的特徴のひとつとして方言を用いていない、または方言らしい話し方をしないことを指摘しています。小枝は「方言を使うことが少なく、丁寧な言葉遣い」、木村は「親の方言などとは関係なく標準語で一本調子にしゃべる」、橋本は「育った地方の方言ではなく共通語を話す」と述べています。ただしこれらは、ASDのことばあるいはコミュニケーションの特徴のほんの一部としてとりあげられているに過ぎず、より詳しい記述は見当たりません。また、系統的組織的な研究もありませんでした。

一方、外国においてはどうでしょうか。バロン＝コーエンとストーントン（Baron-Cohen, Staunton, 1994）はイギリスにおいて、英語が母語ではない母親のASDの子どもとそのきょうだいの発話を比較調査しています。録音された発話サンプルを使って分析したところ、ＡＳＤの子ども（本人は英国で育っているけれど）のサンプルにおいては、83・３％が母親のアクセントを使っていました。一方、定型発達（ＴＤ）のきょうだいでは、12・５％のみが母親のアクセントでした。ＴＤのきょうだいの話し方は母親よりも地域の子どもたちに近い話し方をしていました。同じ言語環境に置かれていながら、ＴＤの子どもは学校の仲間の話し方（アクセント）を身につけていくことができますが、ＡＳＤではそのようなことが起きていません。バロン＝コーエンらは、ＡＳＤは仲間と同一視（identify）できないので、仲間のアクセントを獲得できないのだと言っています。

クロッパーら（Clopper, Rohrbeck & Wagner, 2012）は高機能ＡＳＤの青年とＴＤの人に対して次のような実験をおこなっています。さまざまな地域出身の人が話す同じ文を聞いてもらい、話し手について以下の側面から評価するという課題です。第一は、話し手の出身を分類していく課題、第二は話し方が実験をおこなった地域の話し方（方言）とどの程度似ているかを評価する課題。そして第三の課題は、その話し手が「親しげか」「信頼できるか」「知的か」「成功しているか」の評価です。三番目の課題は、すこし説明が必要かと思います。方言は、単に地域性を表すだけでなく、その地域集団がもつステレオタイプな特性が判断されるという側面があります。日本でいえば、九州弁を使う人は「豪快」、東北弁だと「純朴」、関西弁だと「面白い」など。実際には個々の人がもっている個性とは関係ないのですが、その方言がもっているイメージからくるものです。

実験の結果、高機能ＡＳＤの青年は、第一の課題と第二の課題では、ほぼ定型発達の人と同じ反応を示しました。このことから高機能ＡＳＤの人は方言の音声的特徴を知覚でき、グループ化したり話し手の出身についても（地理的に）判断できることがわかります。しかし、第三の課題である方言と結びついたステレオタイプな態度の判断はうまくできませんでした。この結果は、ＡＳＤの人は音声的特徴を十分に利用できるものの、社会的推論（親しげか、知的かなど）のためにはその情報を使えないことを示しています。

ただ、ここで方言（dialect, local dialect）として語られているものは、アクセントなどの音声的特徴が主です。日本語の場合、アクセントなどの音声的特徴とともに語彙の問題も存在します。ちなみに語彙の話がとりあげられた研究はみつけられませんでした。

先行研究は紹介したとおりですが、私たちは私たちで調査を続け前章までに説明したように、学会や研究会で発表してきました。方言を話さない地域の方にとってはあまり興味が湧く話ではなかったようですが、方言を多用する地域で臨床をしている方からは、「自分もそう感じていたので納得」という意見を多くいただきました。なかには、「なぜだろう」と一緒に首をひねってくださる方もいました。学会誌に論文を投稿したところ、査読者から「一定の臨床経験がある人であれば、皆知っていること」との指摘もありました。【自閉症児者は方言を話さない】という現象についてによってその捉え方は、さまざまでした。

さらに、この現象の解釈について多様な意見が出されました。ただ、多くの意見に共通していたのは、「あたりまえだ」「理由は、これこれだからだ」という反応でした。ASDのもつ特徴からして容易に説明可能な現象と映ったようでした。

ここからはいままで提出された解釈や仮説をまとめてみたいと思います。これから紹介する仮説は、刊行物のなかで記述されたものではありません。多くは、学会発表やシンポジウムという限られた時間での発表に対する聴衆からのコメントを私の判断で要約したものです。コメントを寄せられた方々の意図を十分に反映していないことがあるとすれば、それは私の責任です。しかし寄せられたこれらのコメントは私たちが理論検討をおこなううえで不可欠で貴重なものでした。

提出された解釈仮説は大きくわけて四つになります。第一は音韻・プロソディ障害仮説、第二はパラ言語理解障害仮説、第三は終助詞意味理解不全仮説、第四はメディア影響仮説です。それぞれ詳しくみていくことにしましょう。

その1　音韻・プロソディ障害仮説

第一にとりあげるのは、話し方の音声的特徴に注目した仮説で、ASDの言語を専門とされている方の多くはこの説を主張しています。ASDは独特の発音やアクセント・イントネーションで話したりする。ASDの言語やコミュニケーションの特徴としては、決まり文句を多用、エコラリア（オウム返し）、独特な比喩表現などの言語パターンとともに、①ささやき声、②かん高い声、③抑揚のない一本調子な話し方などがよく報告されています。このような独特の話し方のために、方言らしく聞こえないという説です。

まず、発音の側面からの解釈がありました。以前にも述べたように方言のなかには共通語とは異なる発音をすることが知られているものもあります。たとえば、津軽弁においてみられる「シ」と「ス」、「チ」と「シ」、「ジ」と「ズ」、江戸っ子の「ヒ」と「シ」の区別がつかない発音など。また、博多の方言では「せ」→「しぇ」、「ぜ」→「じぇ」となったりします。このような方言独特の発音をすると方言らしく聞こえる。しかし、ASDはこのような発音をしないために、方言らしく話していないという印象を生んでいるという説です。

また、青森・秋田県北のデータを中心に発表をおこなっていたときに、ある大学の先生から次のような説が出ました。津軽弁が他地域の人にとってはとても聞き取りにくいという印象があり、北東北方言にはASDにとって処理困難な音が多く含まれているのではないか、その意味では北東北限定の現象ではないかというものでした。

しかし、全国データが明らかにしたように、この現象は北東北限定ではありませんから、津軽弁がASDにとって特に聞き取りにくいため、このようなことが起きたとはいえません。また、音声の複雑さでいえば、母音の数が日本語の3倍もある語としてフランス語がありますし、中国語の声調による語の識別など音声的特徴に語彙識別が大きくかかわっている言語は多くあります。しかしながらこのような言語圏で、ASDの言語発達が他の言語に比べて遅れるという話は聞いたことがありません。

音声的特徴からの解釈としてもうひとつプロソディ（韻律）説があります。プロソディとは、発話においてみられる音声学的特徴で、ことば特有のあるいは話者特有のイントネーション・アクセントによってつくり出されることばのリズムなどを指します。日本語には日本語らしいプロソディ、英語には英語らしいプロソディがあるように、方言には方言特有のプロソディがあり、それがいかにも方言らしさをつくり出しています。

同じ文章であっても重要な単語を強くあるいはゆっくり言ったりすることがあります。また、文章の最後を尻上がりにすることで疑問を表したりします。ASDでは、「食べる？（↗）」という相手からの質問に対して、同じく尻上がりの疑問プロソディで答えてしまうということがよくみられます。また、私たちはプロソディのなかに感情や意図を込めますし、相手の感情や意図をそのプロソディから読み取ります。ASDは、プロソディの理解や産出において困難を抱えるとの指摘が数多くあります。このようなASDが抱えるプロソディに関連する問題が、方言を使用していないという印象を生んだという説です。

共通語の音声的特徴を特別のものとみなす考えを述べられた方もいました。ある関西の先生は、「関西弁に比べて、共通語は平板な話し方するさかい、ASDにとって話しやすいちゃうか。関西弁はイントネーションに凸凹が大きいから難しいとちゃうんかな」とおっしゃっていました。共通語に比べ、方言の音声的特徴は複雑であり音声的処理になんらかの問題を抱えるASDにとっては習得困難とするものです。しかしながら、現在共通語あるいは標準語といわれているものはもともと東京山の手教養層が使用していた一方言が基になったものです。たまたま、明治期に選ばれた一方言が、全国各地の方言よりも音声的に平易であり、ASDにとって処理が容易であるというのは無理があります。

前者は発音が、後者はイントネーション・アクセント・リズムなどの独特さが方言らしくない印象を生んでいる原因と考えるものです。その意味ではASDのもつ発話の音声的特徴に方言不使用の原因を求めています。ある研究会では、数名の先生から「それは、プロソディで説明できる。そのデータをすでに私たちはもっている」という発言がありました。

私が、

「しかし、方言語彙を使わないことについては、どう説明したらよいのでしょう。プロソディの問題ではうまく解釈できないように思いますが」

と問い返すと、誰からもコメントはありませんでした。

音声的特徴に原因を求める音韻・プロソディ障害仮説では、青森（弘前）・高知でみられた方言語彙の不使用を説明することができないのです。

その2　パラ言語理解障害仮説

パラ言語とは、イントネーション・リズム・ポーズ・声質や身振りなど言語行動のうち文字情報によっては伝えられない周辺的情報のことをいいます。最初に述べた音韻・プロソディ障害仮説にも似ていますが、間や声質、身振りなどを含んでいるところに違いがあります。同じことばでも言い方で印象はかなり変わります。単に、「本当にすみませんでした」と言うのと、間をおいて「本当に……すみません……でした」と言うのでは想いの伝わり方が違います。「うわー」ということばは、同じことばでも言い方や身振りを変えることで感嘆にも喜びにも落胆にも使えます。また、おねだりをするとき、甘ったるい高い声を用いるなどもこれにあたります。社会や文化に固有の特徴があるように、方言を使用する地域ごとにパラ言語にも同様の地域差があるのではないかという解釈です。

ＡＳＤには、このような社会的意味をもつ身振りなどを含むパラ言語を適切に利用することができないのだろう、方言にもパラ言語があり、それを用いていないために

ASDは方言を話していないという印象が生じてしまうとするものです。
しかし、この説でも方言語彙の不使用は説明できません。

その3　終助詞意味理解不全仮説

終助詞意味理解不全仮説とは、ASDの対人的・社会的認知の弱さと終助詞の機能を結びつけた仮説です。終助詞のなかには共感・疑問・催促などの対人的・社会的意味を含んだものが数多くあります。共通語であれば、「〜よう」「〜だよ」「〜の」にあたります。津軽弁であれば、「〜べし」「〜びょん」、京都弁であれば「〜え」、博多弁であれば「〜ばい」「〜たい」。

ASDの場合、このような終助詞がもつ対人的・社会的意味を把握できていないため、実は共通語か方言かにかかわらず終助詞を適切に利用できていないのではないか、という解釈です。終助詞の使用というのは、いかにも方言を使っているという印象を強く与えます。「そうどす」と言われれば京都弁、「そうたい」なら博多弁というように、終助詞だけで方言だとすぐにわかります。他地域の人間が方言を真似するとき一番使いやすいのが終助詞かもしれません。また、共通語化が進むなかでも特徴的な方言として残っているものと考えられます。

結果、方言が強く残っている地域では、方言終助詞の不使用が方言を使用していないという印象を生み出したとする解釈です。

しかし、これは、青森と高知の方言語彙使用のデータとは一致しませんでした。ASDの方言不使用は、終助詞にとどまらずあらゆる品詞にわたってみられました。

その4　メディア影響仮説

最後にあげるのはメディア影響仮説というものです。これは、ASDはテレビやビデオあるいは絵本など共通語が主であるメディア媒体を通じてことばを獲得していくという説です。ASDの子どもたちが、テレビやビデオのセリフをオウム返しのように話すことはよく知られていますから、大変魅力的な説です。方言語彙を使わない理由も共通語を使用する理由も説明できます。

しかしながら、なぜASDがそのような学習を選んでしまうのか、またどのように

表 5.1　解釈仮説と説明可能性

仮説	方言特徴	
	語彙	音声的特徴
音韻・プロソディ障害仮説	×	○
パラ言語理解障害仮説	×	○
終助詞意味理解不全仮説	×	×
メディア影響仮説	△	△

メディアを通じた言語学習がなされるのかを明らかにしなければ説明としては不十分です。

解釈仮説の限界

方言の音声的特徴と方言語彙の不使用について各仮説の説明可能性を表にまとめてみました（表5.1）。しかし、音韻・プロソディ障害仮説、パラ言語理解障害仮説、終助詞意味理解不全仮説では、方言語彙の不使用について十分に説明することができません。メディア影響仮説は、方言不使用の有力候補かもしれません。それには、そのような学習が成立する理由を明示しなければなりません。

第6章　方言の社会的機能説

心理的距離に着目せよ

いままで提出された解釈ではどうしても自閉スペクトラム症（ASD）が方言を話さない理由、特に方言語彙を使わない訳をうまく説明できませんでした。どうやらASDが抱える症状や問題から考えていくだけでは、納得のいく説明ができないようです。そこで、もう一方の問題、方言そのものについて考え直していく必要がありました。方言とはなんなのか。そのことがこの問題を考えていくうえで必要なのではないか。うってつけなことに、弘前大学には方言を研究されている佐藤和之先生がいらっしゃいます。【自閉症児者は方言を話さない】という話題をもって、研究室を訪ねたことから、新しい局面が開かれていきます。

佐藤先生の指摘は、方言のもつ社会的機能とASDのもつ社会性の障害との関連を示唆するものでした。ここからは、佐藤先生のコメントをまとめて紹介します。

20世紀の半ば、方言学者のあいだでは、「共通語教育によって20世紀中には方言は消えるだろう」と言われていたそうです。ところが、現実に21世紀を迎えて十数年たっても方言は消えるどころか地域の日常で息づいています。関西弁は、テレビ等のメディアにおいて主流方言のひとつとなっています。東北弁も京都弁も高知弁も博多弁もしっかり地域で生き残っています。ただし、方言しか話さないという人は少数派でしょう。共通語も話せるけれど、方言も話す、ある意味でバイリンガル的にみえる人が大多数でしょう。共通語を使えれば、互いに意思を疎通するのになんの問題もありません。それでこと足りているはずです。それなのに、地域社会で方言は使われ続けています。なぜでしょうか。

図6.1は札幌・弘前・仙台・千葉・東京・松本・岐阜・金沢・京都・広島・高知・福岡・鹿児島・那覇の方言区画上主要な14地点で、2800人（方言ネイティブ）を対象に方言と共通語の使い分けについて調査した結果です。

相手や場面によって方言を使うか共通語を使うかを回答者に尋ねます。場面は、「方言を話す知人と地元の道端で」「方言を話す知人と東京の電車の中で」「共通語を話す見知らぬ人と地元の道端で」「東京で共通語を話す見知らぬ人に道を尋ねる」「全国放送のテレビのインタビューで」の五つです。選択肢は①共通語で話すようにつとめる（共通語）、②方言独特のことばが出ないようにする（準共通語）、③家にいるときよりは多少丁寧な方言で話す（丁寧方言）、④家にいるときと同じ方言で話す（方

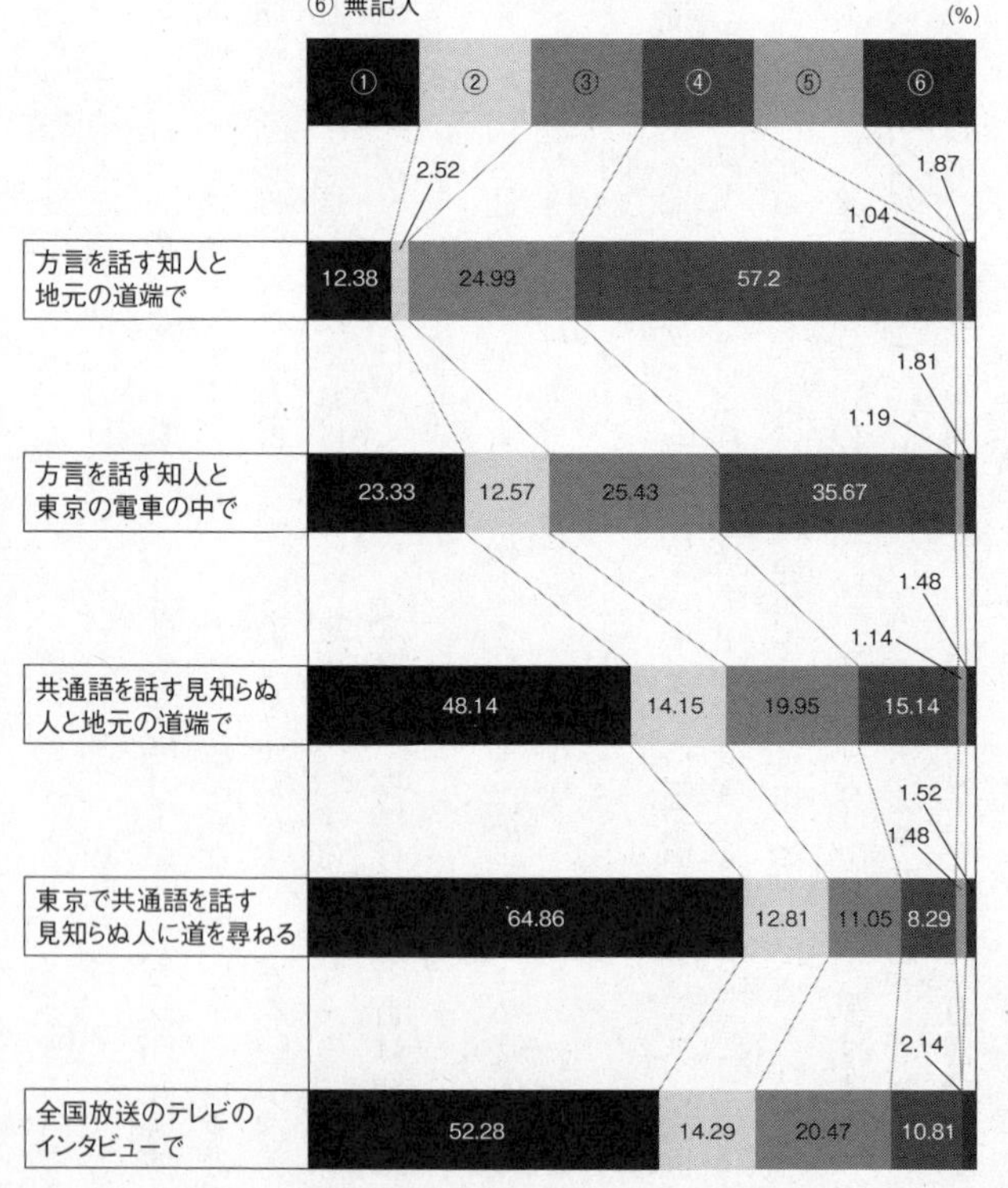

図 6.1　場面と相手による方言の使い分け（結果）（佐藤・米田，1999）

言)、⑤できるだけ話さないようにするの五つです。

結果をみてみると、共通語（共通語・準共通語）と方言（方言・丁寧方言）の使い分けが場面や相手によって微妙に変化していくようすがみてとれます。「方言を話す知人と地元の道端で（話す）」ときに方言はもっとも多く使われており、82％になります。しかし、相手が方言を話す知人であっても場所が変われば、たとえば東京の電車の中であれば、方言使用は減ります。また、地元の道端であっても相手が方言を使用しない（共通語を話す）見知らぬ人であれば方言の使用は減ります。もっとも方言使用が少なく、共通語の使用が増えるのは「東京で共通語を話す見知らぬ人に道を尋ねる」ときです。共通語が78％となっています。また、この調査結果からは、すべての場面で共通語を話すと答えた回答者は全体の11％、すべて方言を話すと回答した人は15％となっており、7割以上の人は方言と共通語を場面や相手によって使い分けていることになります。

共通語、準共通語、丁寧方言、方言というわけ方にもみられるように、共通語か方言という二者択一ではなく、方言と共通語のあいだには無段階的なフェーズが存在していて、場面に応じて行ったり来たりを繰り返しています。

佐藤先生によれば、人は人間関係を維持したりするのに、どのようなことばを使うのが好ましいかを瞬時に判断して、グラデーションのようになった表現様式から最適な言い方を選び出しているということでした。つまり、相手との心理的距離に応じて、もっとも居心地のよくなりそうな表現を使っているのだということです。

地域社会で生活していくためには⑴生活や地域社会で日常を細やかに表現でき、⑵地域への帰属意識を表明し、⑶親しさという心の距離を表わせる表現が求められます。しかし、そうした地域の人びとにとっては、共通語では差異性や情的感性までは表現することができません。それを表現できるものこそ、方言だと考えます。一方共通語は、異なる地域の人びとが互いに分かり合うためのことばで、広域性と論理性を追求しています。「寒い」という共通語は、その広域性のために、全国どこでも通じます。しかし、「しばれる」ということばは、雪国の人でないとその骨身にしみる寒さの情感は伝わりにくいでしょう。方言が地域社会において差異性や情的感性や親しさを担い、共通語が広域性や論理性を担う。それぞれのことばが補いあう関係がそこにはみられます。

佐藤先生はさらに方言の社会的機能として、⑴帰属意識の表明機能（私はこの地域社会に根付こうとしていますよ）、⑵連携意識の表明機能（私は君の仲間だよ）、⑶感情の表明機能、⑷他者との差異化機能、⑸緊張の緩和機能をあげています。少し説明しましょう。

まず帰属意識の表明機能についてです。他地域から嫁いできた人が、地元のことばを使うようになれば、「あの人もこの土地の人になったね」と言われるように、地域に帰属しようとしていることを表します。逆に、いつまでも自分が生まれた土地のことばを使い続けていると「地元に根付いていない」と言われるかもしれません。私のまわりの学校の先生のなかには、東京出身なのに保護者や生徒と話すときには「下手くそな津軽弁」を話すように努力しているという方がいます。

連携意識の表明機能とは、同じことば遣いをすることで、私は君の仲間である、という意思を表明することになります。実際、電車に乗っていると高校生が「だっきゃ」「だべ」などの方言を使いながらグループで会話している場面をよくみかけます。しかし、彼らも先生や見知らぬおとなに話しかけるときには、共通語的な話し方に変わります。

先ほど述べたように、その地域社会で根付いた日常の感覚や感情を表現するためには、共通語ではどうしても表現できないという思いを、時に方言話者はもちます。たとえば、津軽弁には、感謝を表すことばに「めやぐだなぁ」というのがあります。これは、共通語に通訳すれば「ありがとう」で正解なのです。しかし「めやぐだなぁ（迷惑だな）」は「私のために迷惑をかけたなあ」ということであり、相手の手間を労う気持ちの方が強い言い方です。これと同じ感覚を共通語に探してもぴったりのものは見当たらないそうです。こういったことが方言の感情の表明機能です。

他者との差異化機能とは、自らの生まれを意識し、その表現手段として方言を使う場合です。方言の使用は、自分がどの地域出身であるかを知らせる働き（標識性）をもっています。関西出身者には、他地域に移っても、関西方言を使い続け、自分が関西出身者であることを明示し続ける人が多くみられます。テレビからもよく聞かれることばで使用場面が広く、関西弁が価値をもったものとみなされているからだと考えられます。

緊張の緩和機能とは、方言を話してみせることで、場面の雰囲気を和らげる働きがあることです。私が、大学の附属特別支援学校の校長をしていたとき、全国で開かれる校長会などに参加することがありました。懇親会では主催地の先生の最初の挨拶に、方言ことばが織り交ぜられることがよくありました。「おいでませ」「よくきんしゃったねえ」たしかに場の雰囲気を柔らかくしよう、緊張をほぐそうという意図がみえます。

方言は、地域社会のなかで人間関係を円滑にする道具として機能しています。方言を使うことは相手との心理的距離が近いことを表明することになります。

一方、お互いにことばが通じ合うという意味での意思疎通のためであれば、共通語でもこと足りるということになります。

方言には、佐藤先生の指摘する多様な社会的機能が含まれているのです。

また、このような「対人関係調整機能」から言語行動を理解しようとする考え方に、ブラウン&レビンソン（Brown & Levinson, 1987）が提案したポライトネス理論といわれるものがあります。これは、ＡＳＤのコミュニケーションを考えていくうえでも興味深いものです。

ポライトネス理論は、聞き手がそのような話し方をされて気持ちよいかどうかという「人の気持ち」を重視する考え方です。つまり、言語が使われる状況での「対人関係調整機能」に焦点があてられています。この理論がいうポライトネスとは、人間関係を円滑にしていくためのことばの使い方の方略（言語ストラテジー）のことで、英語の politeness や日本語の「丁寧さ」を意味するわけではありません。ですから、単に場面や相手に応じて適切な敬語を使えるかどうかだけではなく、冗談を言って雰囲気を和ませることや、仲間うちにしかわからない言い方をするなども含まれます。

このポライトネス理論には、フェイス（欲求）というキーになる考え方があります。フェイスにはポジティブ・フェイスとネガティブ・フェイスがあるとします。ポジティブ・フェイスとは他人に好かれたい・よく思われたい・賞賛されたいという欲求、ネガティブ・フェイスとは他人に邪魔されたくない・立ち入られたくないという欲求です。つまり、人には、心理的に他人と近づきたいか、または距離をおきたいかという基本的な欲求があると考えます。そして、その基本的な欲求が脅かされないようなことばの使い方をすることをポライトネスと捉えています。

相手に好かれたい、よく思われたいという欲求に訴えかけるストラテジー（戦略）がポジティブ・ポライトネスです。相手に近づきたくない・距離をおいておきたいという欲求が脅かされないようにするストラテジーがネガティブ・ポライトネスとなるわけです。

たとえば、新入生を対象としたクラブ紹介の場を想像してみましょう。ブースにやってきた女子学生に馴れ馴れしく話しかけてくる男子上級生がいます。女子学生にはすでにボーイフレンドがいるので、上級生の馴れ馴れしい物言い（ポジティブ・ポライトネス）は迷惑でしかありません。そこで、クラブには入りたいけれど個人的な距離を近づけたくないその女子学生は、形式的で丁寧な物言い（ネガティブ・ポライトネス）に終始するでしょう。

ここで興味深いのは、ブラウン&レビンソンが、この二つの欲求を侵さないように配慮することをポライトネスとして捉えている点です。何よりも人間関係を円滑にする側面から言語行動をみています。したがって、ポライトネス理論では、リラックスした雰囲気づくりのために冗談を言ったり、仲間意識を表明するためにため口や仲間うちだけで通じることばを使うことも、人間関係を円滑にするために有効に機能していると考えます。

この点で、佐藤先生の方言の社会的機能説とも通じます。方言主流社会においては、方言の使用は相手と自分との距離が近しいものであること、つまりポジティブ・ポライトネス〈親しくしたい〉となります。一方、共通語を使うことは、ネガティブ・ポライトネス〈あまり近づかないでください〉になります。方言は、佐藤先生も言っているように、地域の仲間であるとする指標です。方言を使うことで親近感が高まり心理的距離が近くなる。まさに、ポジティブ・ポライトネスとして働いています。ことばの使い方を、対人関係調整機能という側面からみると、ため口や冗談を含んだ〈親しくなりたい〉から、敬語を多用した丁寧だけど堅苦しい〈立場を侵害しない〉まで無段階的にあることになります。

このように考えていくと、方言を使うことは、地域で生きていく相手との親近感や心理的距離が重要となる仕事をする人にとっては必要なものとなります。医療現場では、医師や看護師が方言を話せることが重要だと指摘する人もいます。痛み、自覚症状、身体の部位を表す方言独特のことばがたくさんあります。高齢者であればあるほど、方言を使って症状を訴えます。症状を正確に把握するためには方言が理解できなければなりません。患者さんが、津軽弁で、「はらあんべにやにやして」と訴えたとします。「はら」は「腹」、「あんべ」は「按配」だとして、「にやにや」が難問です。もたれたり、鈍痛があったりする状態をいいますが、共通語にピッタリ一致する表現がないといいます。「にやにやって、なに?」と聞き返しても、「にやにやは、にやにやだ」と言われるだけでしょうし、患者さんの信頼感も得られません。

実際に医師に対しておこなわれた「患者とのコミュニケーション」というインターネット調査の結果が、医師たちもこのことを実感していることを示しています(図6.2)。方言効果について、回答者の7割近くが「親近感を持たれ、患者との心理的距離が縮まる」「患者をリラックスさせ、心を開かせる」を選んでいます。方言を使うことが方言主流社会においては、対人関係を維持調整するうえで重要な役割を果たしていることを表しています。津軽の医師は、津軽弁を話せなければ患者さんと信頼関係を築くのが難しくなりますし、熊本の医師は、肥後弁を話せなければ患者さんに安心感を与えられないかもしれません。実際津軽の病院に行くと、高齢者の方に下手な津軽弁で一生懸命話しかけている若い医師をみることがあります。

ブラウン&レビンソンのポライトネス理論に話を戻しましょう。彼らは「親しくしたい」と「侵害しないでほしい」という二つのフェイスに配慮することをポライトネスとしており、それに応じたポライトネスのストラテジーが選ばれることになります。逆に言えば、適切なストラテジーが選ばれなければ、人間関係はうまくいかなくなっ

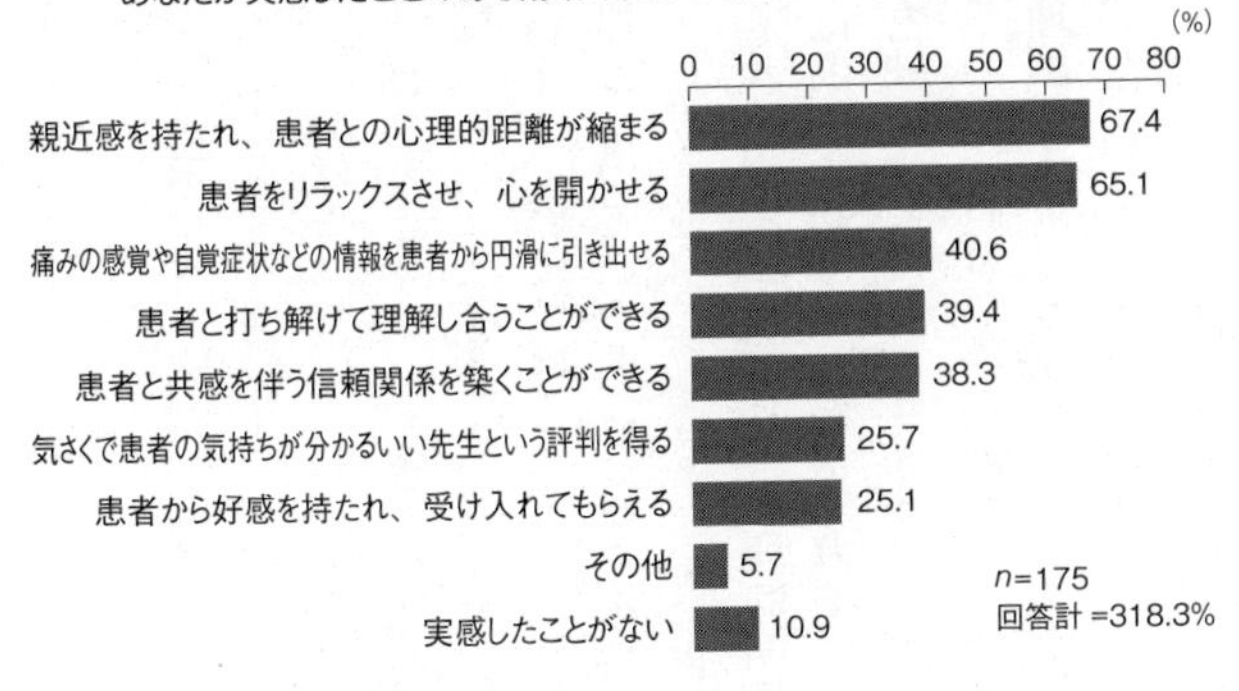

図 6.2　診察時に方言を使う効果（吉岡, 2011）

てしまいます。相手が「親しくしたい」と思っているのに敬語や丁寧語を使い続けるのは、居心地の悪さを感じさせるでしょうし、「礼儀正しく接してほしい」と思っているのに、ため口で「～しといて」と言えば怒られるでしょう。

さきほど、方言を使用することは、ポジティブ・フェイス（親しくしたい）を満たすポジティブ・ポライトネス・ストラテジーとなると述べました。でも逆にネガティブ・フェイス（立ち入らないでください）が侵されていると感じる人もいるかもしれません。そこで、ポジティブ・ポライトネスとネガティブ・ポライトネスの両方の効果をあわせもつ方言敬語や丁寧方言を使うという方法が考えられます。つまり、両方の効果を兼ね備える表現もあるということです。

ASDが示す対人関係をポジティブ・ストラテジーとネガティブ・ストラテジーでみてみることも、興味深いと考えられます（表6.1）。

ここにあげられているものをみていくと、対人関係の調整を意図していることから当然ではありますが、聞き手の関心・要求・共感にかかわるもの（ポジティブ・ストラテジーの1、2、3、9、15）など、ASDの人が苦手としているものが多く含まれています。直接ではなくとも、相手が考えていることや感情についての理解や推論が前提になっている項目も多くあります（ポジティブ・ストラテジーの5、6、15、ネガティブ・ストラテジーの4、5、8、10）。また、仮に表現として使っていたとしても、それが相手と自分との心理的関係の維持や、対人関係調整と関連して使われているとは限りません。つまり、相手が求めている欲求（フェイス）に合わせてストラテジーを使い分けることはASDの人には難しいでしょう。

ASDの人は社会性の障害を主障害とします。相手の発話のなかの方言の社会的意味を理解することも難しいでしょうし、社会的意味を盛り込んだうえで方言という表現様式を選択することも困難でしょう。もし、方言を使用しているとしてもエコラリア（オウム返し）であるか、社会的機能を理解しない紋切り型の使用にとどまるでしょう。

表6.1　ポジティブ・ストラテジーとネガティブ・ストラテジー(吉岡,2011より改変)

ポジティブ・ストラテジー	
1.	聞き手(の関心、望み、要求、利益)に注目し、耳を傾ける。
2.	聞き手への関心、賛同、共感を強調する。
3.	聞き手への関心を強める。
4.	仲間内アイデンティティー・マーカーを使う。
5.	同意点を探る。
6.	不一致点を避ける。
7.	共通の場を予想し、高め、主張する。
8.	冗談を言う。
9.	聞き手の要求に関して話し手の知りうる限りを主張する。 または、仮定する。
10.	提案する、約束する。
11.	楽観的に言う。
12.	話し手と聞き手双方を活動に包括する。
13.	理由を述べる(または尋ねる)。
14.	相互利益を想定する。または主張する。
15.	聞き手に贈り物を与える(役に立つこと、共感、理解、協力)。
ネガティブ・ストラテジー	
1.	習慣的な間接表現を使う。
2.	疑問文、緩衝的表現を使う。
3.	悲観的に言う。
4.	負担を軽減する。
5.	敬意を表する。
6.	謝罪する。
7.	話し手も聞き手も非人格化する：代名詞ＩとYouを避ける。
8.	相手のフェイスを脅かす可能性のある事柄を 一般的なルールとして述べる。
9.	名詞化する。
10.	借りをつくることになる、または、聞き手に負うところが あるとはっきり言う。

ＡＳＤの人の方言不使用の問題は、方言のもつ社会的機能を理解していないことと関連しているのではないでしょうか。もし、話していた場合でも、相手・場所・状況に応じた柔軟な方言と共通語の使い分けはできないだろうということです。このことは、ＡＳＤの人たちが場面や相手に応じてことばの使い分けがうまくできないという臨床的印象とも一致する説明です。

ここまでの調査と解釈についての評価は、大きく二つにわかれました。ひとつは、札幌でおこなわれたある研究会で、ある神経内科の先生からいただいた「美しい研究ですね」というコメントに代表される、現場での印象を拾い上げて組織的調査をおこない理論検討したことを評価する意見。もうひとつは、「あたりまえだ」とする評価です。ＡＳＤ研究で著名な大学病院の先生の研究室を訪ねる機会がありました。挨拶がてら、先の調査結果と社会的機能仮説をまとめた論文をもっていき、この研究について意見を求めたところ、「ＡＳＤは社会性の障害なのだから、方言を使えないのはあたりまえ」。また、別な先生からも同じような意見をいただいたことがあります。

不思議です。

社会的機能に基づく解釈は、それまで誰からも出されていませんでした。ところが、提出した後には「あたりまえ」とみなされます。

しかし、「あたりまえ」と評価されたということは、専門家にとってもこの解釈が妥当なものと映ったといえるようです。

では、これで終わりでしょうか。謎は、すべて解き明かされたのでしょうか。

第7章　ＡＳＤ幼児の方言使用

わらしではどうなるの？

妻が言った【自閉症（の子ども）は方言を話さない】という問題に戻ります。

現在の方言には社会的機能が存在し、人は相手との心理的距離感に応じてもっとも心地よい関係をさぐる表現を使い分けています。方言を使うことで相手との心理的距離を表明したり調整したりすることができるのです。しかし、自閉スペクトラム症（ＡＳＤ）は対人的・社会的コミュニケーションの障害を有するために、これらを使い分けることができません。もし、方言を使用していたとしても相手や場面に応じた柔軟な使い分けには困難を抱えるという考えでした。これですべて解決でしょうか？

妻の発言は乳幼児健診に臨床発達心理士としてかかわった際の印象から出たものでした。また、小枝（２００７）は、ＰＤＤ（広汎性発達障害）の幼児期からの特徴として「方言を使うことが少なく、丁寧な言葉遣い」をあげていますし、木村（２００９）は、乳幼児健診のスクリーニングにおいて注目すべきことばの特徴のひとつとして「親の方言などとは関係なく標準語で一本調子にしゃべる」ことをあげています。

社会的機能仮説による説明は、乳幼児に対しても適合するでしょうか。乳幼児健診を受けにくる幼児が、方言のもつ社会的機能（地域への帰属意識や連携意識など）を理解して使っている、または使い分けている、相手との心理的距離を表現・調整するために方言を使用していると解釈するのは、現実的ではなさそうです。

子どもはいったいいつから方言を使うようになるのでしょう。共通語と方言を使い分けるのはいつからでしょうか。子どもはいつ方言の社会的機能に気づくのでしょうか。ＡＳＤが方言を使用していないという印象は、いつ頃から生じるのでしょうか。まわりのおとなが方言を使用しているなかで、ＡＳＤはどのように共通語を学んでいくのでしょうか。

すべてに答えることはできませんが、津軽地域での乳幼児健診にかかわっている臨床発達心理士の妻が、日本特殊教育学会のシンポジウム（２０１３）で子どもの方言使用とＡＳＤの方言不使用という印象が生じる時期について報告しています。それをもとに、津軽地域の子どもの方言をみていくことにします。ちなみに妻は仕事上旧姓を使用していますので、ここでは旧姓の今泉として登場します。

津軽のわらはんどは、津軽弁しゃべるっきゃ！

今泉さんによれば、津軽地域の子どもたちは度合いの差はあっても津軽弁をしゃべるそうです。幼児が津軽弁をしゃべっていない場合、健診に立ち会った保健師からは「お母さんが地元出身ではないのではないだろうか」と憶測が飛び交うそうですし、変身ごっこやプリキュアごっこなどメディアの真似は共通語になるので、その延長でテレビ好き（テレビ子守り）と思われたりします。今泉さんが、津軽弁を話す幼児の例としてあげたものとして次のような二人の幼児の会話がありました。お互い保育園が一緒のA君とB君が同じ日に3歳6か月健診を受けることになりました。先に健診会場に来ていたB君をみつけたA君。

A君「おろぉ（やあ！）。なもだなぁ（君も健診に来たんだ）」

B君「うん」

A君「かがや（君のお母さんはどこ？）」

B君「あっちさ（あっちにいるよ）」
A君「ひゃぁな（じゃあ、あとでね）」
B君「ん（うん）」

典型例ということで、かなり強い方言を話す子の事例をあげたとのことでした。3歳6か月でも方言を用いて会話が成り立っているようすがうかがえます。健診会場では、おとなも子どもも方言を使用しているようで、1歳6か月健診で絵をみせて指差しさせる課題では、保健師さんは「じょじょ（さかな）どれ？」と言うこともあるそうです。ほかにも次のような例があげられています。

おとな「明日も来へんが（明日もこないかい）」
子ども「えー。だって、遠いっきゃ（遠いもん）」

ブロックでつくった剣を振りまわしている子に
おとな「あれあれ、そせばまいねよ（そうしたらダメだよ）」
子ども「わ（僕）、せっかぐつくったのに」

追いかけっこ場面で
　おとな「走ろ、走ろ（走れ、走れ：津軽では運動会の声援も「走ろ」）」
　子ども「どこまでくるんずよぉ（どこまでくるんだよ）」（と逃げる）

　健診の場面では「おがった（大きくなった）」「めごい（かわいい）」「さかしい（かしこい）」なども定番で使われているとのことです。

　このように津軽地域の子どもも方言を話し、おとなの津軽弁を理解できています。周囲のおとなが方言を話しているので当然といえば当然です。

　実は、その地域の方言を話すことができない人は方言を聞く機会も少なくなります。前述のデータにあったように、おとなの場合、相手が方言話者であれば方言で話しかけますが、共通語話者であれば共通語で話しかけます。旅先で、地元の人に道を尋ねたら、共通語で返事をしてくれた。ところが、その人が地元の人と話しているのを聞いたらなにを言っているのかわからない。こんな体験をしたことはないでしょうか。相手の方言理解および使用程度に合わせて方言と共通語を使い分けているのです。地元出身である今泉さんだからこそわかる情報かもしれません。

　今泉さんは、発達初期であれば津軽弁を話さない子どもをチェックすることでASDの特徴を見出すことができる場合もあると指摘しています。

たしかに、医療関係者や健診にかかわる人びとのあいだで、ＡＳＤは方言を話さないという印象があることを考えると、幼児期においてすでにＡＳＤの方言使用はみられないとも思えます。

つまり、定型発達（ＴＤ）の子どもは幼児期から周囲の話すことば（方言）を理解・産出している。一方、方言を話さない子どものなかにＡＳＤが存在することもありうるということのようです。

保健師にアタック

今泉さんの報告は、本当でしょうか。先に述べたようにほかの文献のなかにも同様のコメントがありますので、ＡＳＤ幼児も方言を話さないという印象は存在しそうです。しかし、組織的・系統的資料はありません。

そこで、青森県津軽地域の乳幼児健診にかかわる保健師さんたちを対象に、質問紙調査をしてみることにしました。調査対象は地域の保健師90名で、各市町役所に出向き、乳幼児健診を担当しているあるいは担当したことのある保健師の方に回答をお願

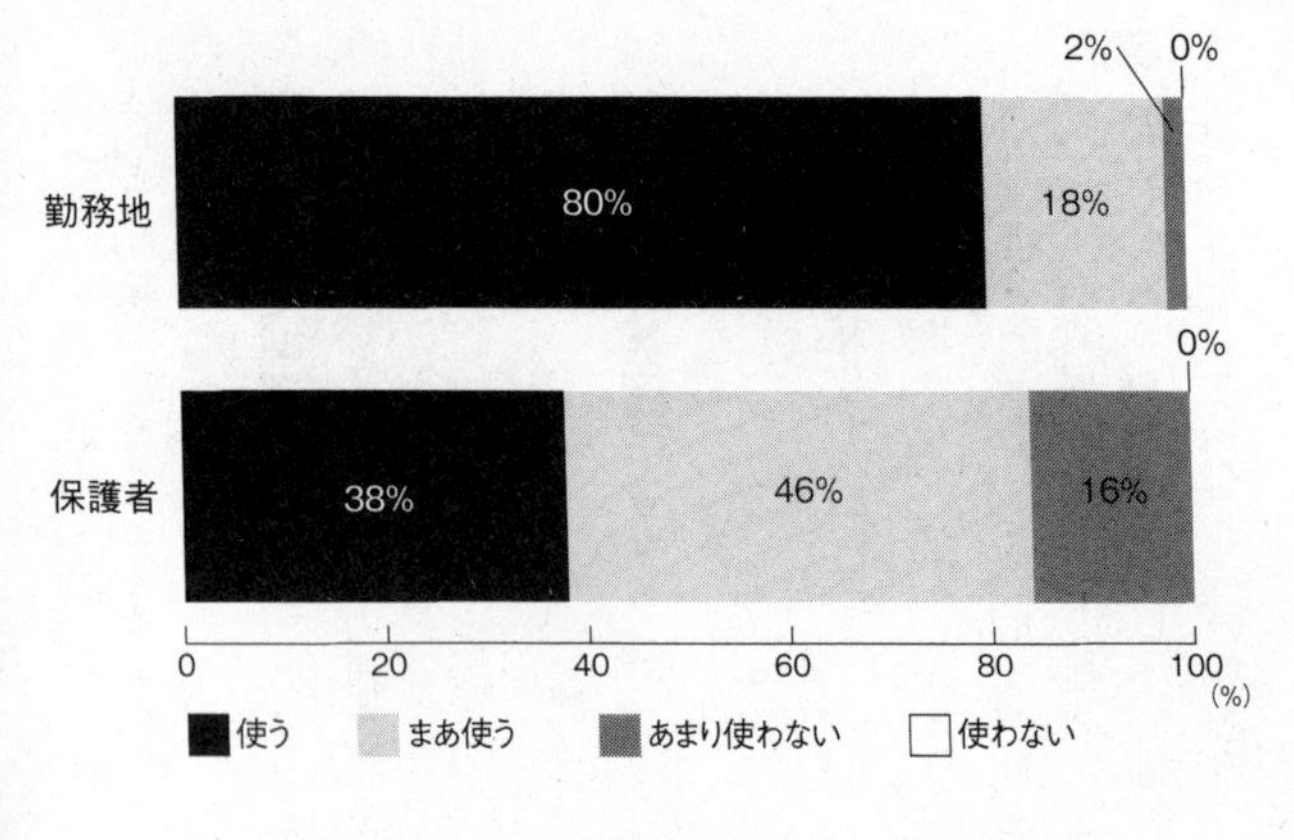

図 7.1　津軽地域の勤務地・保護者の方言使用程度

いする旨を伝えました。55名から回答が得られました。

質問項目は、①勤務地・保護者・回答者の方言使用、②3歳6か月健診での子どもおよび保護者の方言あるいは共通語の使用、③1歳6か月健診での保護者の子どもへの話しかけ、④自閉スペクトラム症（ASD）・知的障害（ID）・注意欠如多動症（ADHD）の3歳6か月健診時点での方言使用の程度についてです。

まず、勤務地・保護者の方言使用については、「使う・まあ使う・あまり使わない・使わない」の4件法で回答を求めました。勤務地、つまり津軽地域の方言使用については、「使う」が80％、「まあ使う」が18％と評定しています。保護者については、「使う」が38％、「まあ使う」が46％となりました（図7.1）。地域の方言使用について質問をすると比較的高齢の方も含めて判断がされるため、方言使用は強めに出るようです。乳幼児を育てている保護者世代の場合には、それほどではないかもしれないと思っていましたが、「使う」「まあ使う」を含めると回答者の84％がこの世代でも方言を使用していると判断しています。

回答者の9割が青森県出身者でしたが、相手や場合によって方言の使い方を変えているのでしょうか。日常会話では方言を使っていたとしても、健診時つまり保健師の方にとって勤務中に外部の未知の人と接する場面では、方言の使用は抑制されているようすがみられます。また相手が子どもになると方言の使い方は、さらに抑制されています（図7.2）。

保健師の方に、ＡＳＤとＩＤそしてＡＤＨＤと診断された子どもの方言使用について尋ねた結果が図7.3です。選択肢は「発話なし・方言・発音等は方言だがことばは共通語・共通語」です。ＡＳＤとＩＤで比較してみると、ＡＳＤでは「方言」という回答は11％ですが、ＩＤでは40％となっています。「共通語」という回答は、ＡＳＤでは46％、ＩＤでは5％と見事に逆転しています。

どうやら、ＩＤに比べてＡＳＤが方言を話していないという印象を保健師の方ももっているようです。

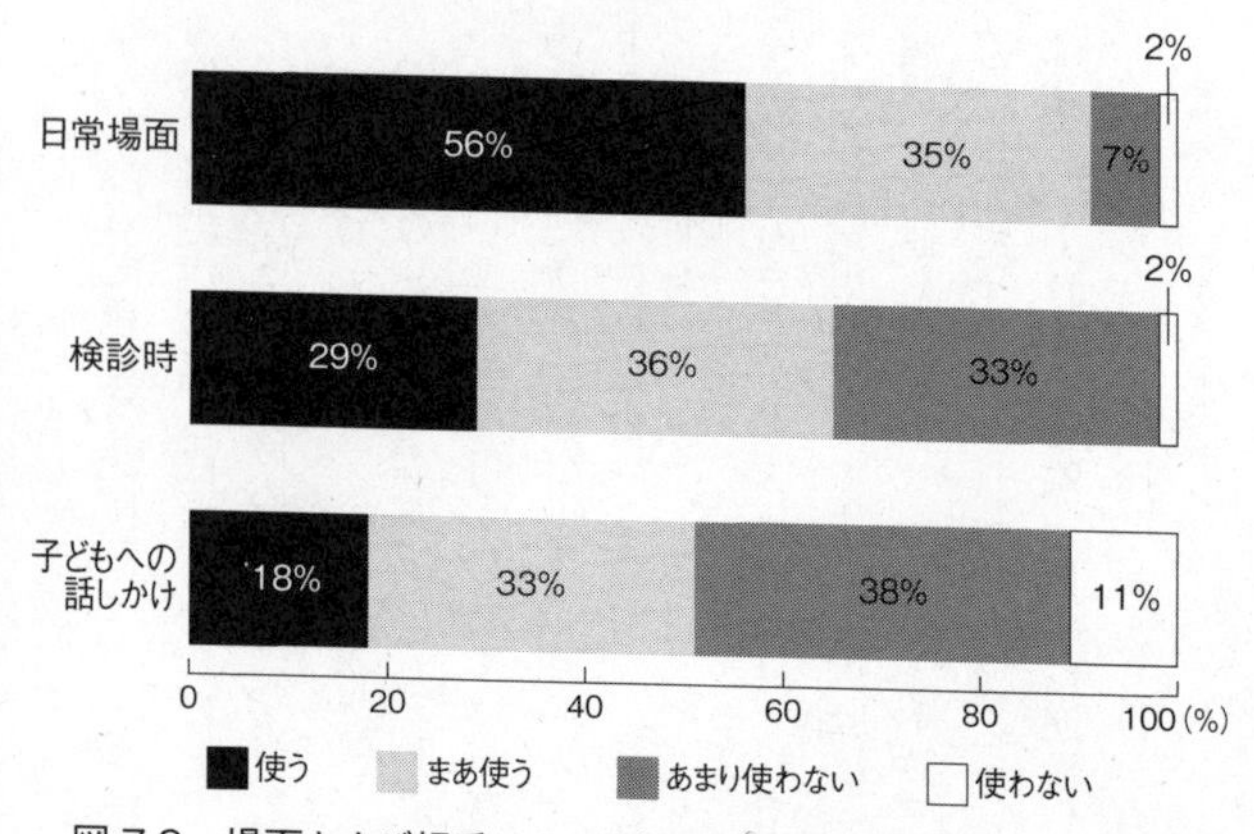

図 7.2　場面および相手による津軽地域の保健師の方言使用程度

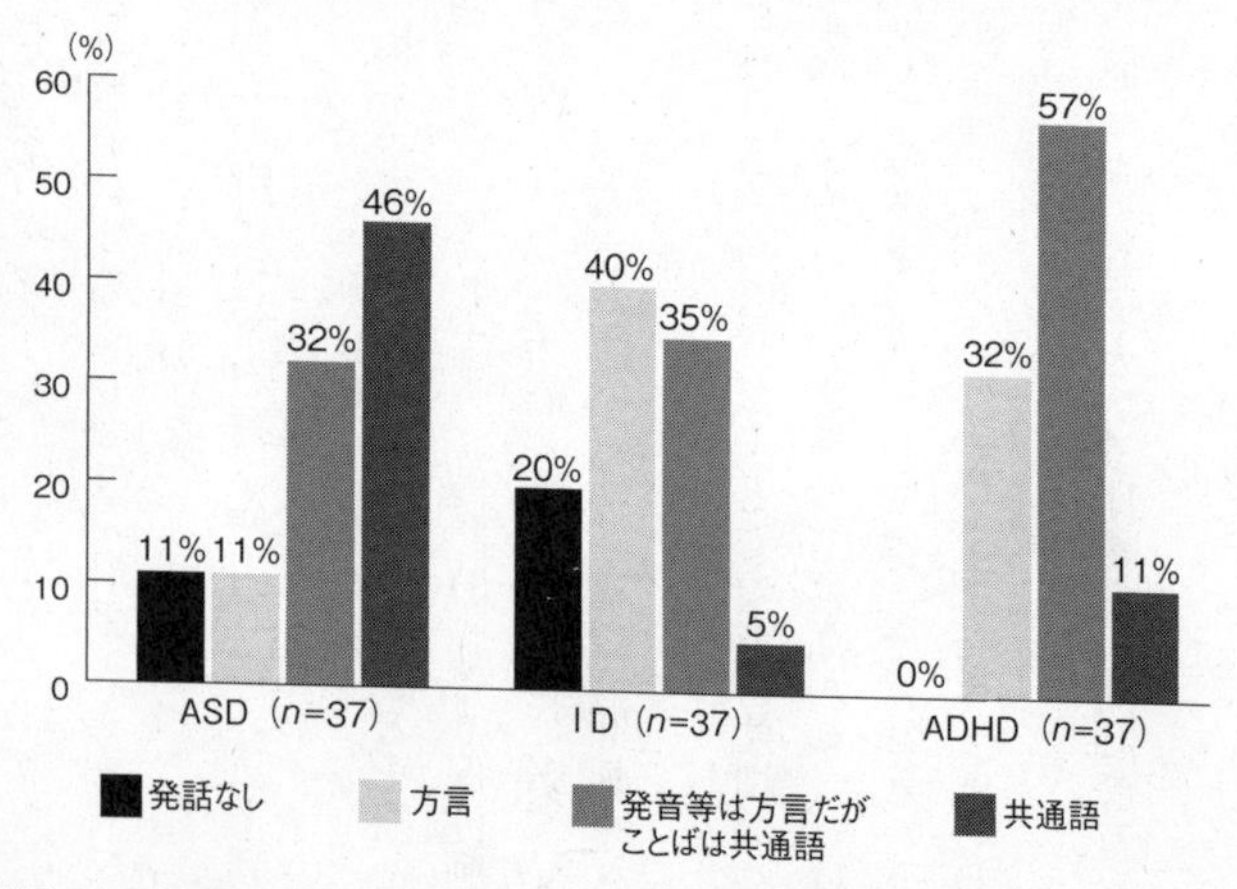

図 7.3　津軽地域の ASD・I D・ADHD の方言使用程度 (3 歳 6 か月健診時)

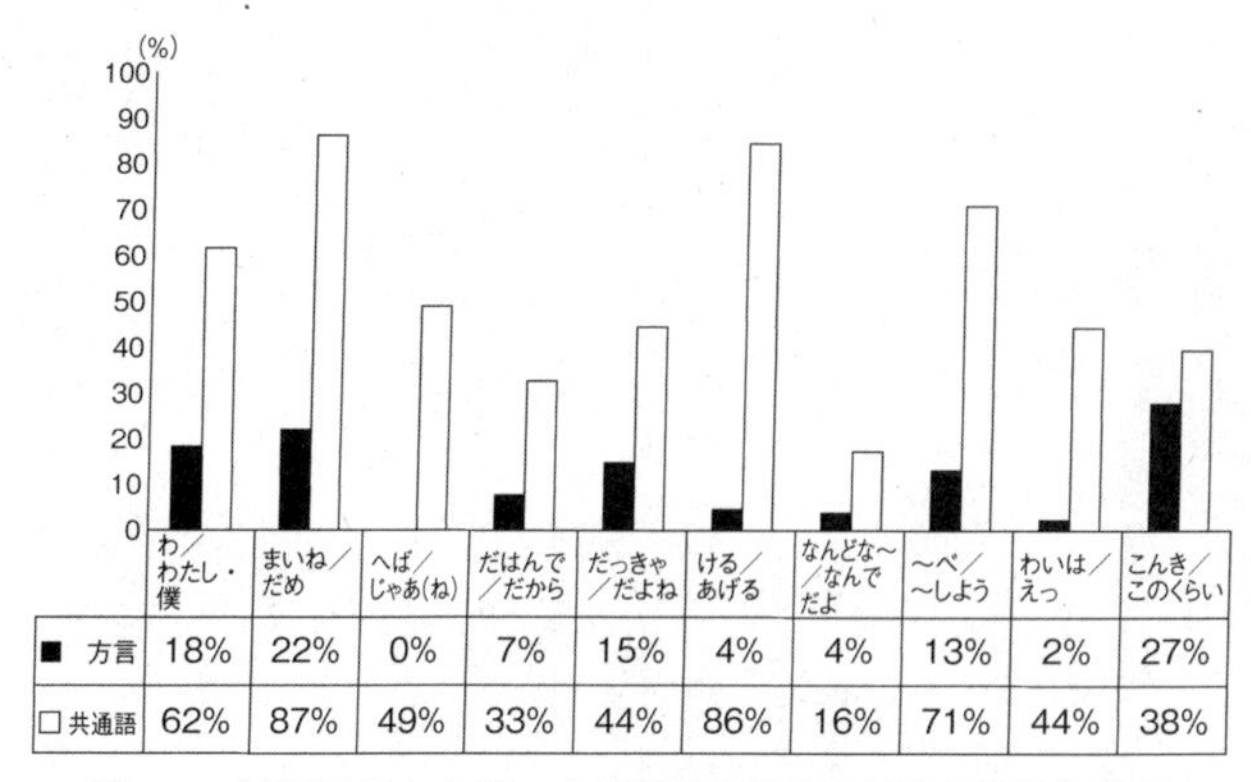

	わ／わたし・僕	まいね／だめ	へば／じゃあ(ね)	だはんで／だから	だっきゃ／だよね	ける／あげる	なんどな～／なんでだよ	～べ／～しよう	わいは／えっ	こんき／このくらい
■ 方言	18%	22%	0%	7%	15%	4%	4%	13%	2%	27%
□ 共通語	62%	87%	49%	33%	44%	86%	16%	71%	44%	38%

図 7.4　津軽地域の幼児の方言語彙と対応する共通語語彙使用
(3 歳 6 か月健診時)

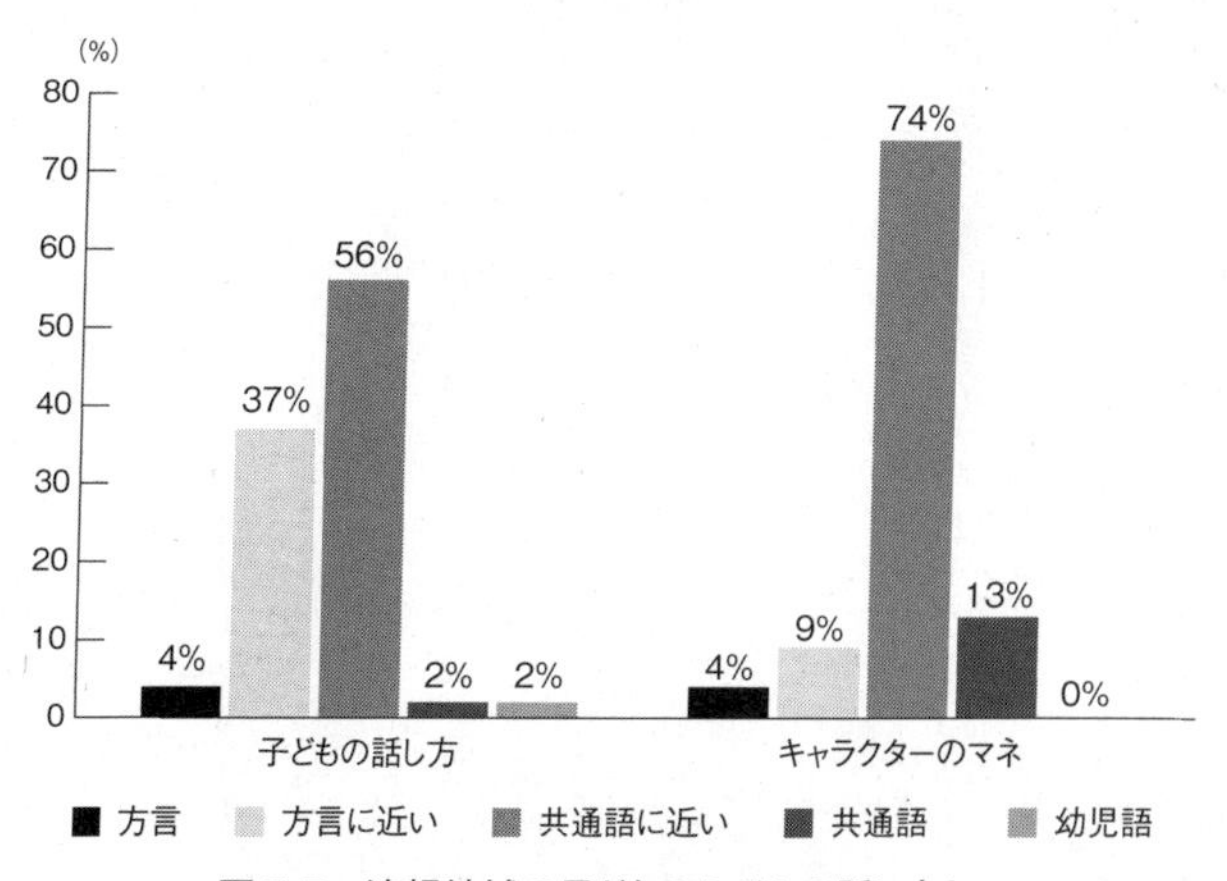

図 7.5　津軽地域の子どものふだんの話し方と
テレビのキャラクターの模倣時の話し方 (3 歳 6 か月健診時)

では、TDの子どもは方言をどの程度使っているのでしょう。3歳6か月時点で使用している方言語彙と対応する共通語語彙の使用についての結果が図7.4です。これをみると共通語語彙に比べると方言語彙の使用はかなり少なくなっています。「わ（わたし・僕）」「まいね（だめ）」「こんき（このくらい）」などで2割程度の回答者が使用すると判断しています。しかし、図7.5にみられるように、子どもの話し方について「方言・方言に近い・共通語に近い・共通語・幼児語」の選択肢で尋ねたところ、4割が「方言」「方言に近い」を選びました。方言主流社会の子どもでは、方言語彙を優勢に使うとまではいきませんが、方言を使用しているという印象はあるようです。

また、子どもたちの方言使用について聞き取りをしていたときに、ある保健師の方から「テレビのマネをしているときは共通語になるよね」という話があったことから、「テレビのキャラクターの模倣をしているときの話し方」についても尋ねてみました。すると、子どものふだんの話し方と差がくっきりとでました（図7.5）。この二つを比較してみると、子どものふだんの話し方が方言であるのに対して、テレビのキャラクターを演じているときには共通語で話しているという印象があるようにみられます。

今泉さんが述べているような「かがや」「あっちさ」という方言語彙を使用する子どもは、必ずしも多数派ではないようです。方言を日常的に話すおじいちゃん、おばあちゃんが同居していて子育ても祖父母が主にしている家庭の子どもだったのかもしれません。

テレビのキャラクターの話し方はほとんどが共通語です。戦隊物のヒーローにしろ魔法を使うヒロインにしろ共通語を話しています。それを真似するときに、TDの子どもは共通語で話ができており、方言的な話し方は抑制されるようです。

このテレビのキャラクターの模倣をしているときの話し方の比較は、重要なポイント（になる）かもしれません。

振り出しに戻る

さて、健診にかかわる医療関係者から指摘のあった〈ASDの幼児は方言を使わない〉との印象は、保健師さんの調査結果からも裏付けられました。ASD幼児は方言を話していませんが、TDやIDの子どもは方言を話しているようです。

幼児期にもみられる【自閉症児は方言を話さない】という現象（または印象）はどう考えていけばよいのでしょうか。

方言の不使用という現象はいったいなにと関連しているのでしょうか。なにが原因でこのようなことが生じてしまうのでしょう。社会性の障害がその原因でしょうか。言語・認知の障害、「心の理論」の欠如、弱い中枢統合性、あるいは実行機能の問題でしょうか。いや、イントネーションやアクセントの問題でしょうか。それとも言語の遅れがその背景にあるのでしょうか。「方言の不使用」は、ＡＳＤの一次障害と直接関係しているのでしょうか。それとも、二次的に生じた問題が原因となってこの現象が生まれているのでしょうか。また、ＡＳＤの場合、全員にみられるものではないけれど多くの人に、あるいは一部の人だけにみられるという症状もあります。そんな症状と関係しているのかもしれません。

　方言の不使用がどのような原因から生じているのかを解釈する方法はいくらでもありそうです。これらを組み合わせることで、何通りもの解釈がありえます。

　今泉さんの主張は保健師さんたちによって裏付けられてしまいました。どうやらまた話は振り出しに。気がついたら深みにはまって、前進あるのみ。ここは研究者らしく、【自閉症は方言を話さないのは**なぜか**】という問いを追究するしかありません。

第8章　ＡＳＤの言語的特徴と原因論

ASDの言語上の問題

ここまでは、自閉スペクトラム症（ASD）の方言不使用の問題を考えてきました。それとも、ASDの方言不使用というのは、ただそれだけの問題なのでしょうか。それとも、ASDにおいて報告されている他のさまざまなことばの問題と関連しているものなのでしょうか。

そこで、これまでASDが示すとされてきた言語的特徴についてみていくことにしましょう。これまでASDの言語・コミュニケーションの問題として、次のようなものが指摘されてきました。

・ことばが出ても会話ができない
・会話が持続できない
・話しことばの理解、特に抽象語の理解が難しい
・興味のあることのみを話す
・決まり文句を多用する

・エコラリア（オウム返し）
・主語や人称代名詞の使用において混乱がある
・個人的体験にもとづく独特の造語や言い回しをする
・助詞や助動詞の使用に問題がある
・構文が未熟
・囁き声
・甲高い声
・抑揚のない一本調子な独特の話し方
・不自然なアクセント／イントネーション

羅列した特徴には、一貫した背景や原因が存在するのでしょうか。あるひとつの原因がここでみられた特徴を生み出しているのでしょうか。それとも複数の原因が存在していて、それぞれ異なる特徴を生んでいるのでしょうか。あるいは、たまたま偶発的に生じたさまざまな症状が記載されているだけでしょうか。また、もし背景に原因があるとすれば、ＡＳＤの中核症状や一次障害とどう絡んでいるのでしょうか。

主語や人称代名詞の使用の混乱という問題には、ＡＳＤの社会性の障害が関連している可能性が考えられます。また、抑揚のない一本調子な話し方には、会話における抑揚（プロソディ）がもつ対人的・社会的意味を理解することの困難がかかわっているように考えられます。

ＡＳＤはその社会性の障害のために、相手や状況に応じてことばを適切に理解したり、使用したりすることをもっとも苦手とすることが知られています。通常、聞き手の知識や興味、心理的態度に気づいて、それに合わせることで会話は成り立ちます。人は会話するとき、単に自分が言いたいことを言うのではなく、自分の意図を相手に伝えることの大切さも同時に理解しています。しかし、ＡＳＤの人びとは、相手の心理的状態を察することが苦手なために、会話がうまく成り立たないことがあります。ことばの使用と理解におけるこのような側面を語用論といいます。ＡＳＤの方言不使用の問題を考えるにあたって、方言の社会的機能の議論をしてきた者としては、ここで、ＡＳＤの人にとってもっとも苦手とされている語用論について説明することが必要だと思われます。

語用論障害

語用論とは言語研究の一分野です。ことばそのものよりもその使用法や表現様式、それを話す人とその文脈（解釈）に焦点をあてて研究する領域です。語用論はことばを獲得していくときの土台となっていると考えられています。語用論的な側面からのことばの理解は、ＡＳＤの人にとって主要な障害領域であるため、多くの研究がなされています。また、ＡＳＤの人びとへのことばの指導を考える際に重要なテーマとなっています。

語用論の説明でよく例にあげられるものに、「ぼくタヌキ」「わたしキツネ」という会話があります。この会話をどう解釈するかです。この会話が、学芸会の配役について尋ねられたときには、「ぼく（が）タヌキ（の役です）」「わたし（が）キツネ（の役です）」を意味します。しかし、蕎麦屋で注文したものをもってきた店員さんに言っているなら「ぼく（が）タヌキ（蕎麦を注文した者です）」「わたし（が）キツネ（蕎麦を注文した者です）」という意味になります。

また、「すみません。時計おもちですか？」という質問は、ことば通りに受け取るなら、回答は「はい、もっています」か「いいえ、もっていません」というＹｅｓ／Ｎｏで十分です。しかし、実際には、誰もこれでは満足しません。この発言の意図は時間を教えてほしいということです。したがって、もっているかどうかという質問についての回答は省いて、文の上では問われていない、「４時10分過ぎです」という回答をすることが現実的には適切な対応です。

ＡＳＤの人は、発言の背景に含まれている意図を理解することが苦手で、ことばを字義どおりに受け取ってしまいコミュニケーションがとれないことがあります。

ＡＳＤの人々が語用論上の障害を示すことはよく知られています。高機能自閉症の青年を対象におこなった研究からは、次のような問題がみつかっています。①話し手と聞き手の役割関係の理解、②対話を取り仕切る行為ルールに従うこと、③情報を話題にしたりひっこめたりすること。

話し手と聞き手の役割関係の理解というのは、会話のなかで常に変化していきます。たとえば、「あなた」と「わたし」ということばを思い起こしてください。複数で会話をしているとしましょう。Ａさんが「わたしが」と言ったときは、「わたし」ということばはＡさんのことを指しています。でもＢさんが「わたしが」と言うとＢさんのことを指しています。そしてＢさんがＡさんに向かって「あなたは」と言ったとすると、「あなた」はＡさんです。あなたはこの二人の会話を聞いていたとしましょう。最初の「わたし」はＡさん、二番めの「わたし」はＢさん、そして最後の「あなた」はＡさんとなっています。「わたし」や「あなた」が誰を指すのかは、立場や視点によって変わってきます。ＡＳＤの人の場合、このような人称の使い方を理解することの難しさがみられます。

私たちは、会話においては、すでに相手が知っていると思われる情報については、

「その車が」とか「その人が」という形で表現します。毎回、「ぶつかってきた青い車は」とか「駅でタバコをすっていた人が」とは繰り返しません。すでに相手が知っている情報については、「その」という代名詞を使うことで表現できることを知っています。このためには、相手が「その」車や人について知識をもっていること、相手も「その」という表現で何を指しているかがわかるということを知っています。しかし、ASDの人のなかには、相手の知識についての推論を相互に理解しあっているという前提が欠けるため、「ぶつかってきた青い車は」とか「駅でタバコをすっていた人が」などいくどもことばを繰り返す人がいます。

ASDの原因論の変遷

ここまでは、ASDの主症状のひとつは社会性の障害であるということで話を進めてきました。しかし、そのような症状の原因や一次的障害がなんなのかについていくつかの説が出され、なお研究は進められています。用語や概念は、時代とともに変化しており、自閉スペクトラム症という用語は最近のもので、連続体（スペクトラム）

という概念が定着したのも近年のことです。ここでは、すこしばかり自閉症の原因論についての歴史をたどってみます。しばらくはむかしからの用語「自閉症」を用いて、原因論がどのように変わってきたかをみてみましょう。

1943年にカナー（Kanner, 1943）が自閉症について記載してから、当初は自閉症を後天的な情緒障害と捉える見方が支配していました。カナー自身は、自閉症の中核的症状を社会的情緒的な側面として、その背景を生得的器質障害であると考えていました。しかし、同時に、自閉症の子の親がもつ特徴として、几帳面で完全主義、非常に客観的で情緒的潤いに欠けるという報告もしています。そのため、このような親の特徴についての記述をもとに、ベッテルハイム（Bettelheim, 1967）などから自閉症は愛情に欠けた不適切な教育環境のもとで生じた情緒的反応であるとする見方が出され、一時期主流になりました。

その後、いくどか大きな転回がありました。

ひとつは、自閉症の中核的（一次的）な障害をなんと考えるかという側面で、もうひとつは自閉症の原因はなにかという側面です。ラター（Rutter, 1964）は、言語・認知障害説と呼ばれるものを唱えました。カナーが自閉症の中核的症状を社会的情緒的側面とみなしていたのに対して、ラターは自閉症の一次障害は言語・認知の障害にあると考えました。つまり、自閉症はことばや外界の刺激の捉え方が定型発達とは違っており、これこそが自閉症の一次障害であり、社会的情緒的な問題はその結果生じた二次的な問題と考えたわけです。こう考えれば、自閉症の子どもに言語や認知についての訓練をおこなうことで、外界の捉え方が定型発達の人に近いものになり、社会的情緒的問題は軽減されるはずです。しかし実際には、言語能力が向上しても社会性の問題が残る事例や、高い言語能力をもちながら社会性の困難を抱える事例が存在することが明らかになり、この説は否定されるようになります。

そして、再び大転回が起きます。社会性の障害こそが一次障害であり、なおかつそれが先天的な脳機能障害だとみなす考え方です。このような転回が起きた理由はいくつかあります。先に述べたような言語能力が向上したとしても社会性には依然として困難を抱える事例や、言語能力は高いにもかかわらず著しく社会的困難を呈する事例、同じ言語障害をもちながら社会性障害が認められない事例などが見出されたこともその一因です。言語・認知障害をもつことが必ずしも自閉症を引き起こすことにはなりません。また、自閉症者の認知機能上の問題が、物に対するときと人を相手に社会的情緒的な手がかりを用いる必要があるときとで顕著に差がみられることなどが研究から明らかになりました。

現在では、自閉症を先天的な脳機能障害とみなし、その一次障害は社会性の障害であるとする考え方が主流になってきました。

そのようななかで、これまでは「社会性」という曖昧で捉えにくく客観的な検証が難しいとされがちだった問題に、社会的認知または対人理解・対人認知という側面からのアプローチがなされるようになりました。自閉症の方が他人とどのようにかかわりたい（あるいはかかわりたくない）のかといった動機などからではなく、他者の心的世界を想像したり、状況のなかでの社会的理解について認知的な側面から捉えるアプローチです。

このような自閉症のもつ特有の認知を対象としたアプローチとして、「心の理論」が障害されているとする「心の理論」欠如仮説というものがあります。「心の理論」とは、相手の行動を予測したり理解するときに、相手の心的状態を想定・理解することです。自分や相手がもっている目的・意図・知識・信念等が適切な立場の視点に立って想像し理解できる場合は、その人は「心の理論」をもっているといいます。「心の理論」という言い方をするのは、心そのものは直接みることができないからで、人はみえないけれど相手の行動の背景には心が存在すると推測しています。また、心が存在するという理論にもとづいて逆に相手の行動を予測できます。理論にもとづいてその人の行動を理解し、理論にもとづいて行動を予測する。それで「心の理論」という言い方をします。

「心の理論」にかかわっておこなわれた有名な課題に、サリーとアンの課題というものがあります。バロン＝コーエンとレスリーとフリス（Baron-Cohen, Leslie & Frith, 1985）によって自閉症児に対しておこなわれました。

まず被験者は、サリーとアンという名のついた人形をみせられます。

サリーは、ビー玉をバスケットに入れた後（部屋から）いなくなります。サリーがいないあいだに、いたずらもののアンはビー玉をバスケットから取り出して別の箱のなかに入れて、その場を離れてしまいます。

その後、サリーが戻ってきました。

ここまでの場面を被験者にみせます。そして「サリーはビー玉を取り出そうとして、どこを捜すでしょうか」という質問をします。サリーは、アンがビー玉を動かしたことを知りませんから、ビー玉は自分が最初に入れたバスケットにあると思っているでしょう。つまり現実（ビー玉は箱にある）とサリーが信じていること（信念）には差があります。子どもにサリーがどこを捜すかについて質問します。

3歳～5歳の健常児では85％が正答しました。また精神年齢が自閉症児より低いダウン症児の86%も正解しました。つまり、サリーの信念を推測することができました。一方、4歳を超えた20名の自閉症児のうち正答したのは4名だけでした。ところが、最初にビー玉があった場所や現在どこにビー玉があるかという記憶に関する質問には自閉症児も正答しました。ということは、現実理解には問題がないのに、サリーの心の中(信念)が読めていないというように考えられます。

「心の理論」にかかわって、誤った信念の理解、欲求や意図の理解、認知的感情の理解、表象の理解、だましの理解などが調べられました。その結果、自閉症が他人の心の世界を理解できない障害をもっていることが明らかになってきました。また、他人の心の世界を理解できないために、人の信念を操作して騙すなどということにも困難がみられます。

「心の理論」欠如仮説は、自閉症の三つ組の障害①対人関係の障害、②言語・非言語のコミュニケーションの障害、③ごっこ遊びなどの想像的活動の欠如などについても説明できるとして注目を浴びました。

しかし、「心の理論」欠如仮説では説明できない特徴が存在するという批判があります。たとえば、常同的反復的な行動やことばの独特の記憶の仕方などは、「心の理論」欠如仮説では説明が難しいのです。また、言語的な能力が高い場合、自閉症児でも「心の理論」課題を通過することができるとの研究結果もあります。ただし、この結果については、定型発達の子どもの解き方、導き方とは違うのではないかともいわれています。

これ以外にも、別な認知的障害仮説として「弱い中枢的統合仮説」や「実行機能障害説」などが提唱されています。

本来、取り入れられ認知処理された情報は、統合されたより高次な意味をもつようになります。「弱い中枢的統合仮説」では、自閉症の場合これらの情報の統合がうまくいかないと考えます。話を聞いても、その流れや趣旨をうまくまとめられないのに、意味のないことばの羅列は覚えられるというようなことです。

実行機能とは、適切な問題解決をおこなう機能です。計画を立てること、衝動を統制すること、妥当とはいえない反応を抑制すること、組織的探索、柔軟な思考や行動などを含みます。「実行機能障害説」では、自閉症では柔軟に反応を制御することができないために常同的反復的な行動が生じやすくなると主張します。

また、ホブソン（Hobson, 1993）は、自閉症児は、対人関係を相互的なものとして捉えることができず、他者と心が通い合っているという感覚や、情緒的に人とかかっているという感覚が乏しいとしています。

さらに、近年では脳神経科学からのアプローチも盛んにおこなわれ、脳の領域の器質的な形態の差異が報告されています。興味深いものとしては、ミラーニューロンの研究があります。ミラーニューロンとは、相手がある動作をしているのをみただけで、自分がその動作をしているときと同じように活動するニューロンです。相手の動作をみただけなのに自分も同じような体験をするという意味で、このようなニューロンが模倣・共感、そして「心の理論」と関連している可能性が示唆されています。

DSM-5の意味

精神疾患の診断のために利用されているものにDSM（Diagnostic and Statistical Manual of Mental Disorders『精神障害の診断と統計マニュアル』）というものがあります。このDSMが2013年に改訂され（DSM-5）、自閉症についての記述が大きく変わりました。

劇的な改訂は、それ以前には自閉症、特定不能の広汎性発達障害、アスペルガー症候群、小児崩壊性障害のように細かく分類していたものを、自閉スペクトラム症／自閉症スペクトラム障害（ASD）とひとつにまとめたことです。DSM-Ⅳでは広汎性発達障害として分類されていたレット症候群など原因の特定された障害は、行動パターンが似ていてもASDには分類しなくなりました。

改訂版の根拠は、DSM-Ⅳで細かく分類されていたものの研究が進むなかでこのように細かくわける科学的根拠が乏しいこと、施設によって発症割合が大きく違ったり、医師によっても診断が異なることが問題になってきたこと、また、言語性IQや多動性、ソーシャルスキル、環境適応の程度によって診断が異なってしまい、このように細分化して診断することの意味が認められなくなることにありました。

そこで、ASDが公平に診断を受けて、サービスを受けることができることを目標に診断基準が改訂されたのです。

もうひとつ大きな改訂があります。それは、DSM-Ⅳでは、社会性、コミュニケーション、限定された興味や活動（こだわりや想像力の欠如）の三つの領域があげられていましたが、DSM-5では、社会的コミュニケーションと限定した興味と反復行動の2領域に変わったことです。コミュニケーションの問題はことばの遅れによっても生じます。ことばの遅れによるコミュニケーションの障害と、社会的な問題から生じるコミュニケーションの障害の混乱をなくすための概念化です。ASDの場合には、社会性の障害があってそのためにコミュニケーションがうまくいかないと考えられます。

社会的コミュニケーションの障害とは、どのようなものがあるのでしょうか。下位領域として次のようなものがあります。①社会的情緒的相互性の障害、②社会的交流における非言語的コミュニケーションの障害、③人間関係を維持・理解することの障害です。私たちは、人と接するときに、相手の気持ちや感情を読み取ります。機嫌が悪そうだなとか、なにかいいことあったかなとか。自分の応援しているサッカーチームが勝てば、隣にいた人と顔を見合わせてハイタッチして喜びを共有します。非言語的コミュニケーションとしては、うなずき、目配せ、表情、ジェスチャーなどさまざまなものがあります。私たちは、これを相手に自分の考えや意図・意思を伝えるために使いますし、また、これらをもとに相手の意図・意思を読み取ります。

第二の領域は、限定した反復行動、興味、活動です。これには四つの下位領域が存在します。①常同的、あるいは反復する運動、②同一性へのこだわり、習慣への過剰な固執、儀式的行動、③強さや焦点が異常で限定された興味、④感覚の異常です。このうち少なくとも二つを満たす必要があるとなっています。

このようにみてくると、現時点では自閉症の主たる特徴は、社会性の障害であり、それが一次的障害とみなす考えが主流になっています。さらにこの社会性の障害がコミュニケーションに対して大きな影響を及ぼしていることも明らかなようです。方言不使用の問題も、社会性の障害や語用論の障害という問題から読み解いていくことが可能なのでしょうか？

第9章　家族の真似とテレビの真似

オッカムのカミソリ

方言の社会的機能説では、方言には地域への帰属や仲間との連携意識を表す働きがあり、話し手と聞き手の心理的距離を表明したり調整したりする働きがあると想定します。地域の人びとや子ども、知的障害（ID）の人びとは、相手との心理的距離や場面に応じて方言を使用したり共通語的な表現を使用したりしていると考えます。それに対して、自閉スペクトラム症（ASD）の人びとは、社会性の障害を抱えているため、方言がもっている社会的機能（心理的距離の表明・調整）を理解できず方言を使えない、あるいは使っていた場合でも相手や状況による柔軟な使いわけは困難とするものでした。

しかし、たとえ定型発達（TD）であったとしても幼児期の子どもに地域への帰属意識や仲間との連携意識が成立していると考えるのは無理があります。

では、方言の社会的機能説による解釈は捨て去ってしまわなければならないのでしょうか。いままでの理論検討を一新して、新たに幼児期における方言不使用も青年期・成人期における方言不使用もともに説明できる解釈を考えなければいけないのでしょうか。しかしながら、ここまで検討してきた解釈を捨て去るのはなんとも忍びがたいものですし、社会的機能説については、多くの人から支持が得られています。また、新たな説明を考えるといっても、きっかけさえみつかりません。

そこで、考えたのは、青年期・成人期については社会的機能説を残したまま、乳幼児期の方言不使用については、発達期であることを考慮した別の解釈を考えてみることです。そして、幼児における解釈と青年期・成人期における方言の社会的機能説がうまくつながればよいのです。もし、うまくいかなかったとしても、次のステップに進む手がかりがみえてくるかもしれません。

これから論を進めていくにあたって、次のような制約を課すことにしましょう。

「ある事柄を説明するために、必要以上に多くの仮定をすべきでない（オッカムのカミソリ）」

14世紀の哲学者であるオッカムが述べたことばで、ある事実を説明できるなら仮説の数は少ない方がよいという考え方で、「思考節約の原理」とも呼ばれています。新たな仮定や説を提出するのではなく、できるだけ、現在得られているデータ、既存の知見やASDの特徴および言語についての理論などに従いながら、この問題を解いていこうと思います。

学会発表などで話をするなかで、さまざまな解釈が出されたことは以前に述べました。そしてそれらの多くは、ASDの方言語彙の不使用をうまく説明できませんでした。その事実を指摘したところ、「この現象には多くの要因がかかわっているのだろう」というコメントが返ってきました。たしかに、【自閉症児者は方言を話さない】という現象は、複数の原因が合わさって生じているかもしれません。ASDのもつ音声的特徴、模倣やエコラリアの問題、家族への関心の少なさ、対人関係など複数の要因をあげることで、説明が可能になるかもしれません。しかし、ここでは複数の可能性をあれもこれもと考えていくのではなく、できるだけ一貫した解釈で挑戦してみようと思います。

まず、はじめに、おおまかな調査方針として次のようなものを立てます。

・方言と共通語は、どのように違うのか？
・ASDとTDの認知・行動はどのように違うのか？

この二つの疑問が交差した場所に答えがあるとしてみます。

ここでは音声的な特徴や語彙そのものではなく、それが話されている状況に着目することにします。

方言と共通語

方言は発達的に考えると少なくとも二つの側面をもっていると考えられます。第一は、自然言語としてのことば、第二は表現様式としてのことばです。

自然言語としてのことばとは、子どもが生まれ育つなかで家族が使用し、子どもにも話しかけていることばです。方言が色濃く残っている方言主流社会、そしてその地域で生まれ育った人びとからなる家族を想定してみます。年代などによって濃淡の差はあるかもしれませんが、家族は互いに方言で話しています。

津軽のある朝の風景です。お父さんやお母さんは「早ぐしへ（早くしなさい）」と小学生の姉に声をかけていますし、おばあちゃんはおじいちゃんに「今日、病院いぐはんで（病院にいくから）」と話しています。1歳のお誕生日を迎えたばかりの子どもを、遊びにきていた叔母が「まぁ、めごいこと（かわいいこと）」とあやしています。

このとき、子どもにとっては、家族の人びとが話すことばはほとんどが方言です。方言が自然言語（母語）になるわけです。

一方、より年長になると人は状況や相手に合わせて複数のことば遣いを使いこなすようになります。家庭できょうだいや父母と話すときと、学校で先生に話すときとではことば遣いを変えます。年長者に対することば遣いと同級生に対することば遣いを使い分けるようになります。相手が同じでも公的な場面と私的な場面ではことば遣いは変わります。学校や会社でも公的な色合いが濃い場面（授業中、会議中）では、共通語が使われるでしょう。方言は、私的な場面で親しい相手に使われます。家族や友人など比較的親しい人びととの私的なやりとりでは、ほとんど方言になります。このように、おとなになると方言は、本人が使用できることば遣い（表現様式）のうちのひとつとなります。

つまり、発達的にみると、方言は自然言語から複数ある表現様式のひとつへと変化していくと考えることができます。

もう一度、方言主流社会で家族全員が津軽弁を話している家庭を思い浮かべてみましょう。玄関先で、お母さんとお姉ちゃんが交わしている会話は方言です。しかし、居間からは共通語が聞こえてきます。幼稚園に通う弟がみている子ども向けのテレビ番組の声です。弟は幼稚園の準備も忘れて見入っています。子どもが毎日みているテレビアニメ、ビデオ録画された番組、ＤＶＤ、そこで使われているのはほとんどが共通語です。しかも、声優・俳優やアナウンサーという話の専門家による共通語が流れてきます。

方言主流社会で暮らす子どもたちは、乳幼児期でも身近な人びとが互いに話したり自分に話しかけてくる方言と、テレビやビデオなどのメディア媒体を通じてもたらされる共通語という二つの表現様式に日々曝されることになります。

このような環境のなかで、ＴＤの幼児は方言を話し、ＡＳＤ幼児は共通語を使うという現象が生まれてきています。

少しばかり乱暴な言い方にはなりますが、〈ＡＳＤ幼児は方言を話さず、共通語を話す〉という印象とは、ＴＤの幼児が身近な人びとが日常会話において使用する方言を用いるようになるのに対して、ＡＳＤはテレビやビデオから聞こえてくる共通語を使用するようになることとも言えます。

そう考えると、ＡＳＤの幼児にみられる方言不使用の問題は、自然言語、つまりまわりの人びとの使うことばの習得あるいは使用の問題と読み替えることができそうです。

ＡＳＤの子どもが周囲の人びととの使うことばを学べない、あるいは使用できないというその原因はなんなのでしょうか。ＡＳＤの抱えるどんな問題が、まわりの人びとが使うことばの習得に困難を引き起こしているのでしょうか。ますます謎が深まります。

問題の設定

さらに、ASDの乳幼児の方言不使用という問題は、次のように言い換えることができるでしょう。

①TDの子どもは方言（周囲のことば―自然言語）をどうやって身につけるのか？
②ASDが方言（周囲のことば―自然言語）を身につけられない理由はなにか？
③ASDはどうやって共通語を学ぶのか？

この三つの問いを解くことができれば、【ASD幼児が方言を話さない】という現象の謎を解いたことになりそうです。

多くの発達心理学者は、子どもの学習が、連合学習や帰納法的推理によってのみ成立するとは考えていません。現実的には子どもが学習をおこなうとき、そこには

「人」が介在しています。

トマセロ（Tomasello, 2003）は、ことばの学習にかかわる重要な要素として意図読み・意図理解などの社会・認知的スキルといわれるものの重要性を指摘しています。母親と子どもが互いに興味や関心を共有すること（共同注意）や相手がおこなった行為の意図を理解することなどが、子どもがことばを学んでいくうえで重要と考えられています。

しかし、ＡＳＤにおいては、指差しへの反応や自発的指差しの弱さに代表されるように共同注意や他人の意図の理解の難しさがあることはよく知られています。そこで、ここからは他人と相互にやりとりをするうえでの能力、社会的認知との関係で幼児期の言語（方言）習得を考えてみたいと思います。

素朴な解釈

そもそも子どもはどうやって周囲の人が話すことばを学んで、方言らしい音声的特徴や語彙を身につけていくのか？　これに対するもっとも素朴な答えは「子どもは親のしゃべり方を真似しているからでしょう。親の話し方と同じになるのはあたりまえ」というものでしょう。まず、これを出発点として考えていくことにしましょう。

TDの子どもが親のしゃべり方を真似しているとすると、この裏返しは、方言を話さない（話せない）ASDは親のしゃべり方の真似ができていないということになります。では、ASDは真似ができないのでしょうか。そういえば、ASDの特徴として「ごっこ遊びをしない」「ママゴト遊びをしない」があります。とするとASDは「真似」をしないのでしょうか。しかし、テレビアニメのキャラクターや電車のアナウンス、天気予報のセリフをそっくり真似して繰り返し話しているASDの子どもをよくみかけます。そうだとすると、単純に真似ができないとは言えないようです。

家族の真似とテレビの真似

ASDの診断に使われる面接質問紙のひとつに『ADI-R（自閉症診断面接）』というものがあります。その質問のなかに動作の自発的模倣についての項目があります。その項目では、対象者が「家族の真似」をするかどうかを尋ねています。興味深いことに、追加コメントとして「ここでは、人から教わったのではない、他者のさまざまな行動や動作、特徴などの自発的な模倣に重点を置く。テレビや映画に出てくる人物の模倣は除外する」というのがあります。これはＡＳＤ診断のための項目ですので、ＡＳＤは家族の真似をすることが困難ということを意味します。

しかし、コメントにはテレビや映画に出てくる人物の模倣は除外するとあります。つまり、ＡＳＤでもテレビや映画のキャラクターの真似はできるということを意味します。ＴＤの子どもが家族の真似もテレビ・映画のキャラクターの真似も可能であるのに対して、ＡＳＤでは家族の真似は困難だがテレビ・映画のキャラクターの真似が可能だということになります。

また同じＡＤＩ－Ｒのごっこ遊びに関する質問項目では、対象者自身の発想がその遊びに反映されているかどうかが判断に際して重視されています。そこでは、ストーリーがあって、人形や動物を自ら動いているように動作主として取り扱っており、しかも他者から教えられたものではないことが重要になります。さらに仲間とのごっこ遊びに関する質問では、対象者と他の子どものあいだで発想が共有されていることが重要となっています。年長者が本人に合わせることで成立したり、繰り返される同じような遊びでは十分ではありません。

また、乳幼児期の社会性認知のスクリーニングテストとして、『ＤＥＳＣ 乳幼児社

表 9.1　家族の真似とテレビ・映画のキャラクターの真似

	TD	ASD
テレビ・映画のキャラクター	○	○
家族	○	×

会的認知発達チェックリスト――社会性のめばえと適応』があります。このチェックリストでも模倣がとりあげられています。18か月の通過項目として「座り方、しぐさ、せき払い、口癖、親しい大人のしぐさなどを真似る」があります。ここでの判断基準は、特定の人物の真似であり、その人物の動きや姿勢（足を組む、新聞をひろげる）などを含みます。

しかし、ここでもテレビのなかの登場人物は除外されますし、CMソングの再現やヒーローの変身シーンの真似しかしない場合は、「あてはまらない」となります（表9.1）。

なお、本書では原則として具体的な人物やことばの模倣について述べるときは「真似」、TDやASDの模倣の特性について述べるときは「模倣」を使うことにします。

真似と心的状態の理解

これはどういう意味なのでしょうか。家族の真似をすることとテレビのキャラクターの真似をすることは同じではないということを意味していると考えられます。なぜ、このような差が生じるのでしょう。

私は、ＴＤの子どもたちが示す家族の模倣の背景には他者の心的状態、相手はなにに注意を向けているか、相手の行為の意図、情動、なにを考えているのかなどの理解が含まれているのではと考えています。

たとえばお母さんが、布巾でテーブルを拭いているのをみて、私たちは「布をテーブルの上で動かしている」ではなく、「テーブルをキレイにしようとしている」という意図を理解します。また、瓶の口が固くて蓋があかなくて困っているようすを見て、「瓶の蓋をあけようとしている」という意図を読み取ることが私たちはできます。「瓶の蓋に手を当てて力をいれている」、などとは思わないでしょう。

ＴＤの子どもは、家族が日常生活のなかで示す行動やことばの背景にある心的状態を推論することができます。家の前で車を洗うお父さんのそばで真似をしてブラシを動かしている子どもは、「キレイになったな」とお父さんに言われるとうれしそうにうなずくでしょう。これは、車をキレイにするためにその行為がおこなわれていると子どもも理解していることを示しています。子どもは、家族の行動やことばを真似るとき、外からみえる行為やことばを物理的にコピーしようとするのではなく、その行為がなにに対してどのような意図でおこなわれたかなど、その人の心の状態を読み取って模倣しています。

自己化

さらに発達すると、人をそれぞれに特徴をもった個人として捉えられるようになり、その人らしい身振りやことば遣いの模倣が可能になっていきます。これを小山（2012）は自己化と呼んでいます。自己化とは、単なる動作のモノマネではありません。その人の心的状態、考え方の特徴の把握がその基盤にあります。他人の心的状態の理解は、その人の行動やことばの使い方について、その人特有のパターンを見出すのに役に立つでしょう。怒っているときには、こんな口調になる。ウソをつくときには、鼻の穴が広がる。自己化は、ごっこ遊びでは「奥様らしさ」「店員さんらしさ」を演じるにあたって重要な能力になります。ごっこ遊びでも、定番のセリフと身振りを演じるのであれば、自己化は必要なく、まさに単なるモノマネでも十分でしょう。

しかし、ごっこ遊びのなかにいままで想定したことやみたことのない場面が登場した途端、単なるモノマネでは通用しなくなります。新たな場面で、その人物であったらどんなふうに振る舞うか、どんなことば遣いをするかを想像してそれを演じなければなりません。

このような自己化は、子どもにだけみられる現象ではありません。尊敬する先輩の身振りや仕草を真似している若い人はいますし、ある意味で好きなアイドルや歌手の真似もこれにあたるでしょう。模倣には、意図や行為者の心的状態についての理解が希薄な模倣と行為者の意図など心的状態を把握した模倣、そして自己化が存在することになります。ここでは、心的状態の理解にもとづかない行為の模倣と心的状態の理解にもとづく模倣があるということを押さえておきます。

私が弘前で主催している発達障害青年・成人の会（ガジュマル）で、ごっこ遊びの話になりました。ある女性は、「私、女王様役しかやったことない。家来とかほかの役はどんなふうに話したり、なにをしたらいいかわからない。だから、女王様役じゃないときは、絨毯役をやっていた」と言いました。たしかに、お城には豪華な絨毯が敷いてありそうですが、それにしても「絨毯の役」とは⁉ 別な女性は「ままごと遊びで家族ごっこはできた。でも子ども役しかできない。子ども役は、ふだんの自分をやればよいけど、母親ってなったことがないからできない」これらの逸話にはＡＳＤの人の自己化の弱さがみられます。

ＡＳＤの模倣

ＴＤは心的状態を理解した模倣が可能です。一方、話し手の心的状態の理解に遅れや困難を示すＡＳＤではこうはいきません。ＡＳＤ幼児においてよくみられる言語特徴としてエコラリアやゲシュタルト的言語といわれるものがあります。これらは、機械的記憶にもとづくもので記憶と繰り返しに依存したものです。ＴＤの子どもの言語学習のなかにもこのような側面はありますが、ＡＳＤは長期間にわたってこのような学習に依存し続けます。そのため、ＡＳＤの人のなかには、駅のアナウンスやテレビの天気予報、アニメのキャラクターの決めゼリフなどを驚くほど上手に真似できる人もいます。

ただし、これらの真似は、前後の文脈やその場の対人関係とは関係なく突如出現することもあり、周囲の人間にとっては奇異に感じられます。他者の行動やことばの模倣はできたとしても、その行動の背景にある他人の心的状態についての理解が伴っていないようにみえます。

つまり、ＴＤの模倣が他人の心的状態についての理解をもとにおこなわれているのに対して、ＡＳＤが示す模倣は心的状態の理解にもとづかないものになってしまいます。テレビやビデオの登場人物の定番のセリフは、記憶と繰り返しに依存した学習が優位なＡＳＤの子どもにとっては、まさに、最適な刺激なのかもしれません。

アニメの真似

そのため、アニメの登場人物の真似でも、ＴＤとＡＳＤでは次のように異なると思われます。ＴＤもＡＳＤもともに登場人物の決めゼリフやポーズ、セーラームーンなら「月に代わっておしおきよ」などは上手に真似できるでしょう。ＡＳＤの模倣は、定番のセリフあるいは特定のお気に入りのセリフ、ビデオで何度もみたことのあるものが多く含まれます。つまり登場人物が言ったことのあるセリフや身振りの再現が主になります。

一方、TDは、心的状態の理解なしの模倣も、心的状態の理解にもとづく模倣も、自己化も可能です。当然、テレビの登場人物のセリフをそのまま言うことができます。さらにその人物が言ったことがないことばであっても、その人なら言いそうな表現や口調や身振りで表現することもできます。セーラームーン風の口調で「絶対に許さないわよ!」「ちょっと待ってください」「えー、もう売り切れちゃったのー」など、いかにもそれらしく演じることができます。

ごっこ遊びと共通語

ことばの使い分けにおいて、自己化が重要な役割を果たしていることを示す逸話として次のようなものがあります。津軽の女性に聞くと、子どもの頃、ふだん津軽弁なのにごっこ遊びのときは共通語だったというのです。ふだんは、「だはんで」「だっきゃ」「まいね」と言い合っていたのが、セーラームーンに変身すると決めゼリフの「月に代わっておしおきよ」だけでなく、ほかのことばも「だから」「でしょう」「だめよ」になるというのです。ケーキ屋さんの店員を演じるときは、「いらっしゃいませ」「なになさいますか」という定番のセリフだけでなく、全ての会話が共通語になるそうです。

ＡＳＤにとっては、興味をもってみていて、しかも繰り返し提示されるパターンであれば学習が成立します。心的状態理解なしの模倣にもとづき「月に代わっておしおきよ」は言えたとしてもそれ以外のセリフは柔軟性がないでしょう。

同じテレビ・アニメのキャラクターの真似であっても、ＡＳＤの模倣が繰り返し提示されパターンが発見しやすい定番のセリフや歌、アクションに限定されるのに対して、ＴＤの模倣は登場人物のセリフや動きの背景にある心的状態のパターンを発見して（怒っているときはこんな口調になるなど）、多彩なバリエーションをもった模倣をおこなうようになります。

なぜ、ＡＳＤはテレビや映画のキャラクターを模倣できるのでしょうか。彼らが模倣することばやアクションは、彼らにとって強く興味を引くものであり、しかもビデオなどで再生して自分の好きな場面を何度も観ることができます。行為者の心的状態ります。

は理解できなくても連合学習的にそこにみられるパターンを検出し模倣するようにな

ＡＳＤが示すテレビや映画のキャラクターの真似には、対象への興味と繰り返しが重要になると述べました。ＡＳＤの方言使用、あるいは周囲の人のことばの模倣を考えるときにもこのことが重要になります。家族の会話には、テレビやビデオに出てくるような定番の決めゼリフは、「行ってきます」「いただきます」などを除けばそう多くはありません。たとえば「ありがとう」という言葉が発せられるときの状況は、さまざまです。お母さんがお箸を並べてくれたお姉ちゃんに言っている場合もあるでしょうし、靴を揃えてくれた弟にお父さんが言う場合もあります。家族の模倣には、その行為の意図理解が必要です。「感謝」を伝えているという心の状態がわからなければ「ありがとう」をどのようなときに使うかを学ぶのは難しいでしょう。また、「行ってきます」「いただきます」なども、そこでのやりとりに興味をもたないＡＳＤにとってはパターンを見出すことはできません。

つまり、家族のなかで定番のセリフやアクションがあったとしても、その対象への適切な注意がなされなければその模倣は生じないでしょう。

逆に言えば、日常生活の場面でも本人が興味をもち、なおかつ繰り返されるものについては模倣が成立するかもしれません。たとえば、幼稚園ではやっている、お母さんにとっては「汚いことば」といわれるような単語の真似などがそれにあたるかもしれません。

実のところ、この問題に取り組み始めた当初は、なにをどのように考えればよいのか、皆目見当がつきませんでした。方言と共通語の違いのどこに着目すればよいのか。認知・行動のなにをとりあげればよいのか。先ほど述べたようにＡＳＤの特徴や症状はさまざまです。いったいどれが方言と関係しているのかさっぱりわかりません。正直頭を抱えました。

ある年、特別支援教育士スーパーバイザーの資格を取るため面接試験を受けることにしました。たまたま、面接官の方が言った「これは、自然言語と学習言語の話ですよね」ということばが突破口になり、歯車が動きだしたのです。

第10章　ことばと社会的認知の関係

意図読み・意図理解

ことばの習得についての理論には、古くは言語も他の学習と同じと考える学習理論、そして言語習得は他の学習とは異なり、人は言語習得装置をもって生まれてきたとするチョムスキーによって提出された普遍文法の理論などがありました。しかし、近年では、先にも述べたように言語習得も含めて人の学習における社会・認知的スキルの重要性が認識されてきています。トマセロ（２００３）は、ことばの習得にかかわる社会・認知的スキルとして、①意図読み・意図理解能力と②パターン発見が重要な役割を果たしていると述べています。

これら二つのうち、特に自閉スペクトラム症（ＡＳＤ）が困難を示すと考えられる、意図読み・意図理解の能力が日常のなかで言語にどうかかわっているかを考えていくことにしましょう。

意図読み・意図理解の能力は、乳幼児期には「共同注意」「意図的行為の模倣」という形で現れます。共同注意とは、二者が共通の興味の対象へ注目するように調整することです。たとえば、母親が子どもと散歩の途中に「ほら、犬よ」と自分がみつけた対象に子どもの興味を向けようとすることです。このとき、子どもが犬に注意を向けてくれれば、二人は同じ対象に注意を向けることになります。逆に子どもが先に犬をみつけて、指差しや「わんわん」ということばを使って、母親の注意を犬に向けて興味を共有しようとするかもしれません。

ここで、重要なのはお互いに相手の注意をモニターするということでしょう。たとえば、母親は子どもと興味を共有したいと思っている。そのために犬に注意を向けさせようと思っています。このときに、子どものようすをモニターしています。もし、子どもが別なものに注意を引かれていたとすれば、そのようすをみてさらに「ほら、わんわん」と繰り返して犬への興味をもつように仕向けるでしょう。または、子どもの注意が向いている先をみて「あら、鳥がいるねえ」と言うかもしれません。この場合は、子どもの注意を母親がモニターして、自らの注意を子どもの注意に重ね合わせたことになります。

同様のことは、子どもが母親の注意を自分が興味を向けている対象に向けさせようとしたときにも起きます。つまり、共同注意の際には、互いにモニターしあうという状態があります。このようなおとなと子どもが対象物や他の人に対する興味を共有しあう場（共同注意フレーム）が言語習得において重要となります。

ことばの学習に関していえば、子どもの注意が向いているもの（犬）と「わんわん」という音が結びつく必要があります。養育者が子どもの注意の焦点に従って言語モデルを示す程度は、発達した後の子どもの語彙の量と強く関係することが見出されていますし、子どもは、大人の注意の焦点を見出し、自分に向けてモデル提示されたことばの意味を学習することができます。つまり、親がやみくもに話しかけるのではなく、子どもが注意を向けているものの名前をそばで言うことが、ことばの学習に結びつくのです。

対象とことばが直接に結びつかなくても、社会的認知によってことばを学ぶことを示す例として、トマセロとバートン（Tomasello, Barton, 1994）がおこなった実験があります。この実験では、実験者は「トーマを探しにいこう」と言って、一列に置かれたバケツのところに向かいます。実は「トーマ」とは実験のためにつくられたことばで、何の意味もありません。実験者は、あらかじめ「トーマ」と呼ぶことに決めておいた物が入っていたバケツをあけたときに、興奮したようすでその物を取り出し子どもに渡します。後で、子どもに「トーマを取ってきて」と指示したところ、正しくトーマを取ってくることができました。その物の名前を尋ねられたときには、「トーマ」と答えることもできました。この実験では、おとなは「これはトーマです」とも「トーマをみつけた」とも言っていません。子どもは、「トーマ」を探しているというおとなの意図を理解し、その物をみつけたときのおとなの感情表現を読み取っています。おとなの興奮したようすから、探していた「トーマ」をみつけたという結論をくだしたと思われます。ここでは、直接的な教示や説明がなくとも、そのことばが使われた際の人びとの意図や感情など心的状態を読みとることで、あたらしいことばを獲得できることを示しています。もし、実験者がすべてのバケツをあけてがっかりして戻ってくれば、そこには「トーマ」はなかったと推論することもできるでしょう。トマセロは、このような社会的認知にもとづく学習は、語彙に限ったことではなく、より複雑な文や節などの学習においても生じていると主張しています。このような社会的認知を活用すれば、子どもは直接的にことばを教えられなくても周囲の人びとが使うことばを、観察して学ぶことができます。

人は、相手の行動を予測や理解するために、その人の心的状態（意図、信念、願望ほか）にその原因を求めようとします。意図とは、「なにかをしようと考えていること」「こうしようと考えていること、目指していること」です。行為は欲求そのものから直接生じているわけではありません。欲求があっても、それを叶えるためにはプランを立てて調整する必要があります。職場で「お腹がすいたな」と思っても、すぐに食堂に行くとは限りません。勤務時間中かもしれませんし、とても混んでいる時間帯かもしれません。いろいろな状況をもとに調整をおこなったうえでこの欲求を満足させます。その意味では、意図は単なる欲求ではなく「目標のために、未来を志向してプランを立て、調整するといった心の動き」（長崎・中村・吉井・若井、２００９）といえるでしょう。

さて、人がなにかをしようとしても意図のとおりに行為が完了するとは限りません。先ほどあげた例でいえば、瓶の蓋をあけようとしても固くてあかないこともあります。戸棚をあけようとしたけれど鍵がかかっていてあかないこともあります。でも、それをみていた人は、その行為が遂げられなくてもその人の意図を読み取ることはできます。瓶の蓋を握ってウンウンうなっている家族をみれば、「貸して、僕がやってみる」というふうに言うでしょう。事前に、「これから瓶の蓋をあけます」という宣言がなくても、行為からその人の意図を見抜くことができます。幼児を使った実験では、9か月の子どもが母親の行為が完成していなくても、その意図を理解して模倣するようすがみられることが確かめられています。9か月～12か月になると、このように他者が意図をもつ主体であると理解し始めます。

ことばの発達において重要なもうひとつの社会・認知的スキルとして、役割交代を伴う模倣があります。役割交代にもとづく模倣においても、意図理解が重要な役割を果たします。たとえば、お母さんとコップの受け渡しの遊び「どうぞ」「ありがとう」をおこなっている場面を想定してみましょう。母親が「どうぞ」と言いながら手にもったコップを子どもに渡す。今度は子どもが自分がもらったコップをお母さんに返します。このときに、子どもは「どうぞ」と言いながら渡しています。この受け渡しや「どうぞ」ということばはどのように学習されるのでしょうか。

子どもの立場になって考えてみましょう。あなたの正面にいるお母さんは、手にもったコップを自分に向けて近づけてくるときに「どうぞ」と言っているわけです。単純に状況とことばを結びつけて模倣するなら、コップが自分に迫ってくるときに「どうぞ」と言うことになります。でも、これではうまくありません。「どうぞ」は手渡す側が発することばです。模倣に加えて、相手が考えている役割や渡そうとしているという意図の理解も同時に起きなければ、正しくことばを使うことはできません。役割というのは、物理的な属性ではありません。二人の関係性についての理解です。「どうぞ」を交代で使えるというのは、お互いに「どうぞ」を理解産出でき、さらに相手も理解産出できるという「共有化」があって成立します。

次のような体験をしたことがあります。特別支援学校で給食のうどんを食べていたとき、あるＡＳＤの生徒に一味唐辛子を取ってくれるように頼みました。彼は、「ありがとう」と言いながら一味唐辛子を手渡してくれました。状況との関係で相手が言うことを模倣するという意味では正解ですが、話し手が捉えているべき役割とことばの関係の理解ができていないために不適切な発言となりました。役割交代を伴う模倣の場合には、互いに役割とことばが関係していることを理解産出し、しかも相手が理解産出できることを知っていることが必要になります。

ここまで、相手の意図や相手が考えている心的状態の理解について話をしてきました。しかし、心的状態の読み取りは一方が勝手にするのではなく相互作用的なものです。相手の気持ちの読み取りについて興味深い例をみてみましょう。ある公園でみかけた親子のようすです。お母さんがお子さん（2歳半くらい）に「これ捨ててきて」と空になったペットボトルを手渡しました。子どもは、ペットボトルをもってゴミ箱まで歩いていきます。分別ゴミなので、ゴミ箱には向かって左から「カン」「ビン」「ペットボトル」と書かれている三つ穴があいています。彼は、一番左の穴の前にたって、ペットボトルをもちあげてから、クルッと振り向いてお母さんをみました。お母さんが、首を振って「はんたい」と言うと隣の穴の前に移動して、もう一度お母さんをみました。また、お母さんが「はんたい」と言うと一番右端の穴の前に立ちました。振り返ると、お母さんは笑いながら「そう」と頷いています。彼は、ペットボトルを丸い穴に投げ入れました。振り向くと笑顔でお母さんをみます。お母さんが頷くのを確認して両手を握って飛び跳ねてお母さんに向かって駆けていきました。

このとき、子どもは母親の意図（判断）を求めるために振り返ります。単に観察するというよりは、母親に意図を表出してほしいという合図を出しているようにみえます。相手が出している意図を受動的に読み取るのみではなく、読み取ることを目的に相手に意図の表出を求めています。

ここまで、検討してきたことをまとめてみましょう。相手とのやりとりからことばを学ぶうえで、重要な社会・認知的スキルとして、意図読み・意図理解能力などがありました。それは、乳児期には「共同注意」「意図的行為の模倣（意図理解にもとづく模倣）」として現れます。さらに、より高次な言語表現や使い方を学ぶ際には、他者の心的状態についての深い理解と、さらに「自己化」と呼ばれる能力が必要となります。これらの能力は、ＡＳＤの子どもにとって獲得が難しいものとして知られています。このような能力の不全が、ＡＳＤが周囲の人びとのことばを学んでいくことを妨げているのかもしれません。

米ジョージア州立大学言語研究所には英語を理解することができるボノボという種類の類人猿がいます。名前はカンジとパンバニーシャという兄と妹のボノボです。兄のカンジは、ことばを理解できますし、特殊なキーボードを使って話すこともできます。このカンジは実はことばの訓練を受けていませんでした。育ての親にあたるボノボが言語訓練を受けているそばで遊んでいただけでした。代わりに、普通の人間の子どもが育てられるように、おむつを替える、食事の手伝いをする、散歩する、車に乗る、絵本を読むなど構造化された文化的行動のなかに組み入れられていました。このあいだ、世話をしている人間は普通の人間の子どもに対するようにカンジに話しかけていました。このような状況のもとカンジは人間のことばを学んだのです。

ASDの子どもの言語習得

ここまでの話で、周囲の人びとが話すことばの習得において意図や心的状態の理解が重要な役割を果たしていることをみてきました。しかし、先ほどから述べているようにASDの子どもたちは、共同注意が苦手で、意図理解にもとづく模倣ができず、他者の行動やことばをうまく自己化することができません。では、どうやって、ASDの子どもたちはことばを学んでいくのでしょう。それを明らかにしていくことが、第三の疑問である「ASDはどのようにして共通語を獲得するのか」という問題の解決に結びついていきます。

ASDの子どもたちは共同注意が成立しにくいといわれています。母親が「ほらほら、じょじょ(おさかな)」と金魚鉢を指さしても、母親と注意・関心を共有してくれません。これでは、共同注意は成立しません。しかし、子どもが車の絵本に興味をもってみているときに、母親の側は子どもの注意をモニターすることができます。この場合、子どもの側では母親の注意のモニターはできていません。しかし、母親が子どもの注意をモニターしてその対象に注意を向けることができれば、子どもと母親は同じものに注意を向けていることになります。本来の注意の共有とは言えないかもしれませんが、擬似的な形で注意は共有されているということになります。さて、このときに母親が子どもの注意をモニターして子どもがみているものを理解して、「クルマだね」と言ったとしましょう。子どもは、いま自分が注目しているもの（車）と「クルマ」という音を結びつけることになります。

また、ASDの子どもが療育機関などでことばを学んでいる場面を想像してみましょう。指導者は、その子に好きな絵本をみせながら「クルマはどれ」と尋ねます。子どもが正しいイラストを指さすとトークンなどの強化子（ご褒美）がもらえます。次は、発話の学習場面です。指導者は、絵本のイラストをみせながら「これはなに」と尋ねます。「クルマ」と答えたら正解です。ことばが出なければ、指導者は自ら「クルマ」と発音して模倣を促すでしょう。うまく模倣ができると「そうだね」と言ってトークンを与えます。練習によって、指さされた絵の名前を言うことができるようになります。このときには、指導者と子どものあいだには共同注意も意図理解も必要ではありません。

テレビでみたキャラクターのセリフをエコラリア的に模倣する場合にも、共同注意や意図理解は必要とされません。

ことばは自分がほしいものを要求するときにも使われます。この場合、おとなのそばまで行って「ジュース」と言えば、おとなは子どもの要求を理解してジュースを渡すでしょう。ここでも、共同注意や意図理解なしでも要求は満たされます。

しかし、TDの子どもたちの場合は、他者への要求においては意図理解が深くかかわってきます。今回の場合の「ジュース」という発話には、「ちょうだい」という意図が込められています。私たちは、甘えた声や表情や身振りからそれを読み取ります。そして、TDの子どもも自分の意図を相手に伝えることの重要さを知っています。そして、自分の要求をおとなが聞いてくれるか、そして要求が叶えられそうかどうかをおとなのようすから読み取ろうとします。

一方、ASDの子どもは、身振りや声や視線を使ってそのような意図を伝えることに困難があります。ジュースが欲しくて、「ジュース」あるいは「ジュース、ちょうだい」と言っていたとしてもおとなの顔をみることもなく、自分の意図を伝える、そして自分の意図が伝わったかどうかをおとなの顔をみて確認する、ということもあまりありません。

今までの話を、表10.1および図10.1のようにまとめてみました。TDの子どもたちは、意図理解にもとづいて自然言語（方言）を学ぶことができます。したがって、周囲の人びとの話すことば（方言）を身につけることができます。また、意図理解なしの模倣や連合学習によってことばを学んでいくこともできます。しかしながら、ASDの人びとは、意図読みに困難を抱えるために、自然言語を学ぶことが難しく、結局、意図理解なしの模倣や連合学習によって学んでしまいます。そのため、方言主流社会であっても共通語が優勢となるテレビやビデオ、そして組織的な言語学習場面から言語習得をしていくことになると考えられます。

表 10.1　二つの言語学習

			TD	ASD
家族のことば（方言）	意図読み・意図理解	共同注意	○	×
		意図理解にもとづく模倣	○	×
		自己化	○	×
メディア・組織的学習	意図理解なしの模倣		○	○
	連合学習		○	○

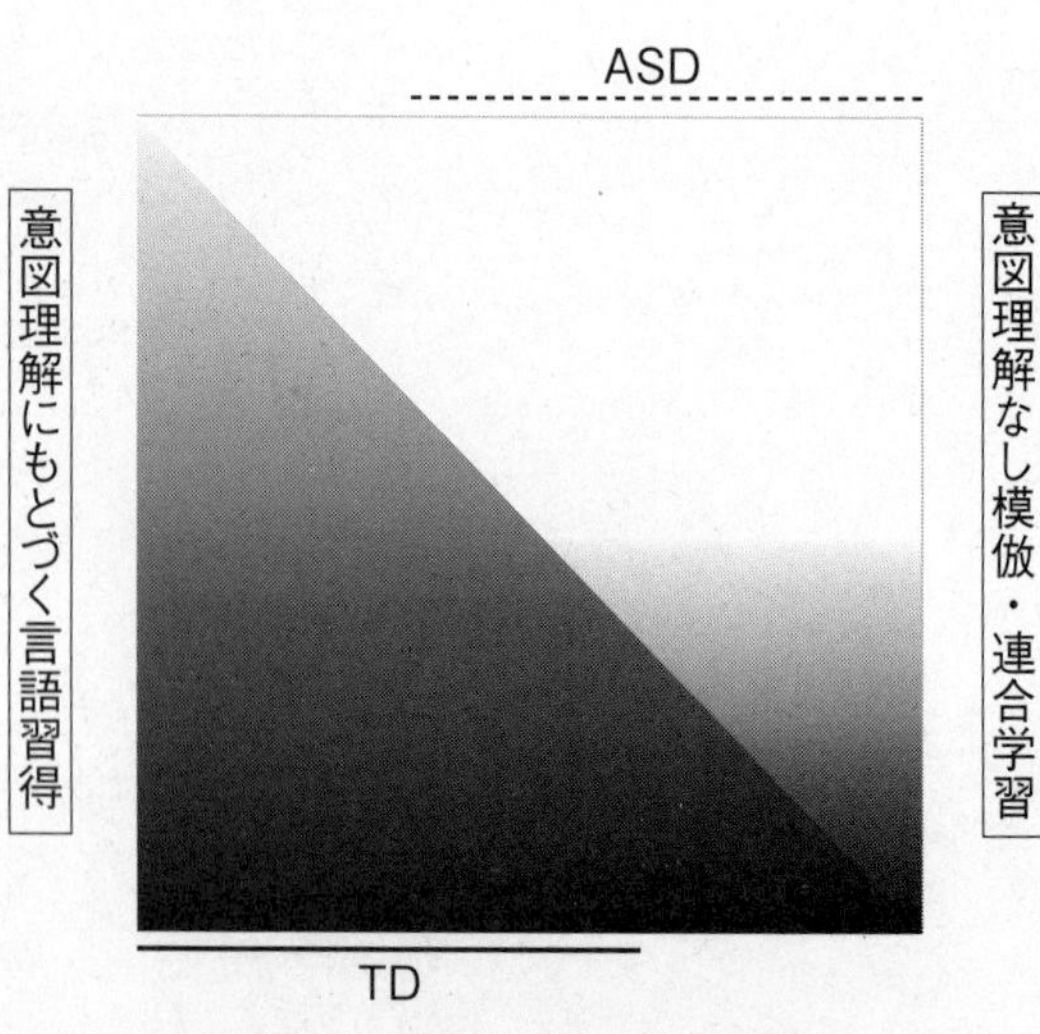

図 10.1　ASD と TD の言語習得

第11章　かず君の場合

かず君

特別支援学校の先生方にアンケートを実施していたとき、ある先生から共同研究者の菊地先生に次のようなメールが届きました。


アンケートを出させていただきました。

これまでの研究資料、ぜひ読みたいです。よろしくお願いいたします。

私にも、中3になる自閉症の息子がいます。

自閉症児の言語獲得のプロセスって、本当に不思議ですね。

まわりからいくら話しかけても全然吸収されず、そのくせ映像をともなうビデオやテレビのことばは丸覚えします。

小さい頃は、発音は間違いだらけでした。意味もわからずオウム返ししてるだけでしたので。

でもそのうち、ビデオのセリフを組み合わせて会話できるようになってきました。

京都生まれ京都育ちなのに、完璧に標準語の言葉づかい、イントネーションでしゃべります。


小学校低学年の頃（?）語彙が爆発的に増えました。

それは、息子が独自の日本語学習法を編み出したからです。

ジブリアニメなど日本のアニメDVDって、英語吹き替えに切り替えできたりするんです。日本語字幕も出せます。

息子は、いつの頃からか、普通に日本語で再生しながら、日本語字幕をつけて見るようになりました。（機械操作はお手のもの。）

聞こえてくる音声が同時に字幕で表示されるので、ぐぐっと語彙が増え、発音間違いも減りました。


ビデオ漬け子育てのおかげ（?）で、今では4行で起承転結のある日記も書けるようになりました。

でも、これから自閉症児を育てるお母さんにはおすすめしません。（笑）

というわけで、今回の方言の調査にもとってても興味があります。

いつ頃、どこで発表されるのでしょうか?

もしわかっていましたら、教えていただけますでしょうか。

とても興味深い話でしたので、さっそく私は妻とともに先生(以降、お母さんとお呼びします)のお住まいを訪ね話を伺いました。通された居間のテレビのそばには、DVDが綺麗に整理されて並んでいます。ジブリやディズニーのアニメも揃っています。

家族全員が方言で会話しているなかで、「自閉症」のお子さんはどうやってことばを、そして共通語を獲得していったのでしょう。前の章で述べた私たちの考えたASDの言語習得、そして共通語習得の過程は、このお子さんに当てはまるのでしょうか。私は、お母さんは、お子さんの小さい頃からの育児日記を手元に用意されていました。

緊張しながら用意してきた質問のリストをもとにインタビューを始めました。

訪問したときには、お子さん(以降、かず君)は特別支援学校に通う高校生になっていました。祖母・父・母・姉・かず君・弟の6人家族で、本人以外の家族全員がいわゆる「関西弁」を話しています。祖母と父は大阪生まれの大阪育ち、姉は関西圏内の他県で生まれましたが、3歳からは京都。かず君は1歳の誕生日を迎える前から京都、弟は京都生まれの京都育ち。家族のなかでお母さん(メールをくださった先生)

だけが中部地方の生まれで、小学校を横浜で過ごし、中学校から京都にお住まいです。父母が共働きだったため、かず君の乳幼児期にもっとも多くの時間を一緒に過ごしたのは、大阪生まれ大阪育ちの祖母でした。現在、お母さんだけが、本人に合わせて「共通語」で話すことができますが、ほかの家族は一貫して関西弁で話しかけています。

かず君は、1歳の頃から保育園でみんながお遊戯をしていても、ひとり、部屋の隅で電車を走らせている、名前を呼んでも知らんぷり、自分の気が向いたらくるという子でした。1歳10か月のときに、保育園の先生から「気になるよ」と言われ、お母さんも特別支援学校の教師の視点で「私もそう思います」と応じ、相談機関に行くことになりました。そこでは、「言葉のレディネスがすごく遅れてますね。まだ出ませんね」との指摘を受け、4歳半のときに保健福祉センターで「自閉傾向」、5歳のときには児童福祉センターの医師から「自閉症」という診断を受けました。小学校は普通学級に入学、2年生からは特別支援学級、中学校も特別支援学級で、現在は、特別支援学校高等部に在籍しています。

15歳のときにおこなった発達検査によれば、全領域の発達指数は66です。認知発達が77であるのに対して、言語社会は59で言語の部分の弱さがみられます。

では、かず君の小さい頃からのようすを育児日記とインタビューをもとにみていきながら、前章で述べた解釈が妥当かどうか検討してみましょう。

かず君の乳児期・幼児期の対人関係、家族への興味や関心には次のような特徴がありました。離乳食のとき、もっと欲しいからとお母さんの顔をみたり、訴えかけるというようすはみられませんでした。もうひと口がほしいときも、お母さんに訴えかけるというのではなく、〈要求がみたされないから泣く〉という印象だったそうです。

要求するときにだけやってきて、それ以外は自分の遊びに没頭しました。ピアノを弾いてほしいと要求するときは、声や表情身振りを使ってお母さんに訴えかけるのではなく、ピアノの方にお母さんの手をもっていくというものでした。家族などまわりの人が話していても、興味がなく「スルー」しました。家族の顔をみたり、家族の感情や気持ちを読み取っているようすもあまりありません。怒られて「ウェーン」と泣くことはありましたが、自分からお母さんの感情を読み取ろうとはしませんでした。

また、人に話しかけるときに身振り手振りを使っていたという印象はなく、自分からの指さしやおとなの指さしに対する反応も弱く、視線の読み取りもあまりみられませんでした。

このように小さい頃から、家族への興味や関心をあまり示さず、他人の感情や注意を読み取ることが苦手なお子さんでした。

模倣・見立て遊び・ごっこ遊び

かず君の模倣や遊びはどんなようすだったのでしょうか。特に、見立て遊び・ごっこ遊びのようすはどうだったのでしょう。また、他人の気持ちや意図を理解した模倣などはみられたのでしょうか（表11.1）。

家族の真似をしたという記憶は現在に至るまでほとんどありません。記録からは、1歳4か月の頃に、「おつむてんてん」の手遊びを真似していたことがわかるくらいです。あとは、2歳9か月のときに、家族ではありませんが、病院の待合室で、診察後に診察の真似をしています。しかし、これはひとりでの再現で相手とのやりとりにはなっていません。

ことばの真似については、8か月〜1歳11か月のあいだに、姉やお母さんがいうことば「だめー」や「たった、たった」を真似しているようすがみられます（表11.2）。しかし、その後、家族のことばを真似したという記録はほとんど見当たりません。

見立て遊びは、2歳8か月のときにカゴを電車に見立てた記録があるだけです。

表 11.1　家族の模倣・見立て遊び・ごっこ遊びについて

（かず君の育児日記より）

1歳4か月	機嫌がよいときだけ、「おつむてんてん」の手遊びを真似する。 ※家族の真似をしたという記録は、0歳8か月～1歳11か月の間に姉や母の口真似をしたことが数回、そしてこの記述以外はなし。
2歳8か月	カゴを電車に見立てて「ドドンドドン！」と遊ぶ。 ※姉は1歳8か月で積み木を車に見立てて走らせたという記録あり。かずの見立て遊びの記録は、これ以外はなし。
2歳9か月	お医者さんの診察後に、待合室で診察の動作をひとりで真似する。
2歳11か月	キティちゃん人形を2つ手に持ってひとりで動かして何か言いながら遊ぶ。
3歳4か月	保育園のクラスみんなで「動物ごっこ遊び」をしたが、参加できなかった。
3歳10か月	小さな人形でビデオの再現をしている。
4歳1か月	姉とビデオのシーンの実演を繰り返す。
4歳6か月	弟とままごと遊び。弟が「あちち、あちち」と言うと、「ふーっ、ふーっ」とさます真似。 ※唯一の「ごっこ遊び」の記録かもしれない。
5歳2か月	ボタンをお米に見立ててお料理ごっこをしているが、出典はビデオ。
6歳1か月	指人形でビデオの場面を再現して遊ぶが、弟が無断でさわると怒る。
2年生	
・母を「来ないでー」と閉め出し、弟と2人で部屋で遊んでいると思ったら、弟を使って「モンスターズ・インク」の一場面を再現していた。 ・市民プールで、「ルパン三世　カリオストロの城」の潜入シーンをやっている。	
3年生	
・親のサークルのクリスマス会で、年下の子を追いかけて遊んでやっていると思ったら、実はゲーム「どうぶつの森」の再現遊び。	
4年生	
・弟と「天空の城ラピュタ」の再現遊び。	

表 11.2　かず君の言語学習

・3歳上の姉が、通信教育の教材に付いているビデオを視聴していたため、ほぼ物心ついた頃から、日常的にビデオを見ている状態。
→テレビ番組との違い＝同じ映像を何度も繰り返しみることができる！

年齢	言語習得の特徴
0歳8か月	姉のおもちゃをさわろうとし、「だめー」と言われると「あ゛～～」と真似。
1歳0か月	姉が泣いているようすを凝視しながら、泣き声を真似する。
1歳2か月	本人が歩くのにあわせて母が「たった、たった」と言うと、「ちゃっちゃっちゃ」と真似。 ※姉は同じくらいの月齢の頃、「大人の口ぶりを真似して、パパについて片言で語っていた」との記録あり。
1歳11か月	おとなに「あんにゃ」「ああぁ～ん、にゃ」と話しかける。 ※関西弁の「あんな、ウチな、○○してん」(あのね、私○○したのよ)などの発音を模倣?
2歳2か月	初語「あんま」(ごはん)
2歳4か月	テレビの歌の発音を真似しようとする。
2歳5か月	テレビに電車や食べ物が出てくると「でんあ」「あんま」と言う。
2歳6か月	ビデオで数字を(形だけ?)覚え、パズルボックスの数字を「1、2、3、4、5」と正しく並べる。
2歳9か月	ビデオ大好き。通信教育の絵本の、ビデオに出てくるページばかり読んでとせがむ。
2歳 10～11か月	(ビデオの影響か)単語をたくさん覚え始める。 「ねこ」「うさぎ」「んーま(車)」「でんわ」「あか」「あお」「きいろ」 ほしいものを単語で要求できる。「はさみ」「びでお」「まんま」 ビデオで「おとうさん」を覚え、自分の父にも「おとたん」。
3歳0か月	ビデオのお話を正確に暗誦しようとしている。
3歳1か月	ビデオはお気に入りの1本にこだわる。 知ったことばを使うのが楽しい。「おばあやん」「おたあたん」「おとたん」「おんやん(お姉ちゃん)」「まーんん(まーくん＝弟)」「あめ」 発音の模倣はかなりできるが、気持ちを伝える手段としてのことばがまだ使えていないので、すぐイライラする。

3歳4か月	親戚の法事で食事のとき「わぁ〜おいしそう。いただきます」と何度も繰り返す。 ※ビデオのセリフを実際の場面に当てはめて言っている。
3歳5か月	「おねえちゃん、だいじょうぶ?」など、場に合った発言が出る。
3歳8か月	「となりのトトロ」に出てくる「おとうさん、おべんとうまだぁ?」というセリフを、母に向かって「おかあさん、おべんとうまだぁ?」。
3歳10か月	1週間ほどのあいだに、どんどんことばが豊富になる。 「これまーくんの」「はい、かしてあげる」「おかあさん、まーくんいじめた。(自分が弟を泣かせてしまった時)」
4歳3か月	「はみがきどーぞ(はみがきして)」「だっこいいよ(だっこして)」 「おばあちゃん、ただいま(おばあちゃん、ここにいて)」。 玉ねぎが目にしみて、「もう、まーくんいじめちゃたたいた!」
4歳11か月	「せんせい、かず、片づけたよ」「おかあさん、ほら、みてごらん」 ※言うことが会話、コミュニケーションになってきた。 ※「おかあさんみてみて」のような注意喚起は、これ以前は記録にない。
5歳1か月	同じ場面で同じパターンの発言をする(一言一句同じことを言う)。 散髪屋さんがあると「おかあさん、さんぱつ くるくる回ってる」。 「飛び出しぼうや」をみると「おかあさん、うんどうかいのたいそうぼうしあった」。
5歳7か月	ひらがなが書ける。
5歳11か月	コンピューターの学習ゲームばかりしている
6歳0か月	母に「パソコンからもっとさがりなさい」と注意され、「だって、まーくんが座っててできないもん」と口答え。 保育園の運動会のあと、「かず、白組のゴールしたよ!」 ※この頃の記録に、「自分のことばで話すことが出てきた」とある。
6歳3か月	ビデオの「とっとこハム太郎」のシーンの再現を30分続ける。
2年生	
・クラスの子のケンカに「ケンカはやめて!」と割って入る。 ※ビデオの1シーンの再現と思われる。 ・全校集会で勝手にステージに上がり、「スヌーピーのマジックショー」のシーンを大声でやる。	

2年生
・となりのおじさんに「誰だよう。変なやつだなー」(「ファインディング・ニモ」)。 ・「僕は鬼のように勉強するよ」(「となりの山田くん」)←鬼の面をかぶって勉強する。 ※「となりの山田くん」の影響で、3年生にかけて時々関西弁を使う。
3年生
・助詞や主語・動詞を間違えて使う。 「Y君にいじめるな」(Y君をいじめるな。Y君を注意していた担任に対して)。 「H先生に教えたんだ」(H先生に教えてもらったんだ)。 ・基本的な漢字が読めない。「様子→さまじ」「新聞→しんきく」。
4年生
・この頃、弟に、「かずくん、意味わからないことばかり言う」と馬鹿にされる。 ・授業中に勝手な行動をしたことを叱られ、先生に石を投げる。後で「ニッ」と機嫌取り。(「猫の恩返し」) ・音楽教室の友だちが、くつのなかに虫が入っていたという話題で盛り上がっていると、「ぼくのくつなんか、こんな形」と会話に混ざろうとする。 ・PCのローマ字入力、漢字変換が上手にできる。
5年生
・「おかあさん、10月13日は何の日だと思う?」(答えはかずの誕生日)。 「これなーんだ。」「いいじゃんかー」。 ※記録に「あまりに普通のしゃべり方をするのでびっくり」 ・大事な風船を風にさらわれ、捜しに行く。「あのー、ここに風船が飛んできませんでしたか?」(「となりのトトロ」?) ・「おかあさんとまーくんが寝るとき、ぼくがいなくってさびしかった?」 ※「かずと会話が成立することが家でもどんどん増えている」という記録。 ・「僕は口が重いんだよ」(「白雪姫」)。 ・「クッキー、まーくんにもらった(あげてきた)」まだ反対の言い方をする。 ・協力学級から息せき切って帰ってきて、担任に「先生にお願いしたいことがあるんだ。今から5年1組はK公園に行くんだって。S先生が一緒に行こうって!」 ・初めてヘルパーさんと電車で外出。 「こんなのいいなぁ~。うれしくなっちゃうなぁ~」 ※「普通の会話ができるとやっぱりうれしいです」という記録。
6年生
・先生の注意に従わない女子に、耐え切れず手を出し、謝罪に行く。 「Aちゃん、怪我は大丈夫? ぼくも悪かったから…。ごめんね」

ごっこ遊びも同様でした。保育園のクラスみんなでやった「動物ごっこ遊び」には参加できませんでした。4歳6か月のときに、弟のままごと遊びで、弟の「あちち、あちち」に対応して「ふーっ、ふーっ」とさます真似をしたくらいです。自発的に自分がある人物のフリをするごっこ遊びは育児日記には記載がみつかりませんでした。ADI-R（自閉症診断面接）やDESC（乳幼児社会的認知発達チェックリスト）の項目にあるような、身近な人の行為やことばの模倣はほとんどみられません。一方、テレビやビデオの真似は、育児日記のなかに頻繁に記録されています。

ビデオと言語習得

かず君の遊びやことばの習得にテレビやビデオは大きな影響を及ぼしています。テレビとビデオがどのようにかず君の行動や遊びに浸透していったのか、そして教師でもあるお母さんのおっしゃる「独自の日本語学習法」というものがどのようなものかをみていくことにしましょう。

3歳後半から遊びのなかにビデオの影響が色濃く出始めます。3歳10か月では、ひとりで人形を並べてビデオの再現をし、4歳1か月のときには、姉とビデオのシーンの再現を繰り返しています。この人形遊びも「マイワールド」で、他の子が入ると再現しているストーリーが崩れるため、ひとりで遊ぶことになります。6歳1か月のときには、指人形でビデオの場面を再現して遊んでいるとき、弟が無断で人形に触ったため怒ったことがあったそうです。

2年生のとき、弟と2人で部屋にこもって、弟を使って「モンスターズ・インク」の一場面を再現し、市民プールでは、「ルパン三世　カリオストロの城」の潜入シーンを演じています。4年生のときにお気に入りだったのは、「天空の城ラピュタ」です。

3年生のクリスマス会で、年下の子を追いかけて遊んでいると思ったら、ゲーム「どうぶつの森」の再現だったこともありました。

小学校高学年になってからは、弟と会話しながら、ビデオを再現する遊びをやるようになりました。しかし、イメージを共有して遊ぶというのではなく、あくまでもビデオの再現でした。

あるとき、ビデオ再現をしているときに、お母さんがごっこ遊び風に役になりきるように誘ってみました。しかし、興味なく、あくまでも人形を並べてのストーリーの再現にとどまりました。

ことばについても、テレビやビデオにかかわる記述が増えてきます（表11.2）。2歳

4か月で、テレビの歌を真似ようとしています。2歳5か月では、テレビに電車や食べ物が出てくると「でんあ」「あんま」と言っています。ただし、おとなに伝えようとか知っているよというように側にいるおとなを意識した発言ではなかったそうです。お母さんのことばを借りると、「まるで、『This is ○○.』と言っているようで、要求や母親に伝えようという感じがなかった」。

姉の通信教育ビデオで数字を覚え、順序よくパズルボックスの数字を並べました。2歳9か月では、通信教育の絵本のビデオに出てくるページばかり読んでほしいとせがんでいます。この頃から単語（名詞）が増え始め（ねこ、うさぎ、んーま（車）、でんわ、あか、あお、きいろ）、ほしいものをことば（単語）で要求できるようになります。「おとうさん」ということばもビデオで覚え、父親に向かって「おとたん」と呼ぶようになりました。

この後、さらにビデオは彼にとって重要な言語学習教材になっていきます。

3歳の頃には、ビデオの話を「正確に暗誦」しようとし、お気に入りの1本にこだわっています。

そして、3歳4か月の頃から、ビデオのなかの文章（セリフ）を現実場面に当てはめて使うようすがみられます。親戚の法事で食事のとき、「わぁ〜おいしそう。いただきます」というビデオのなかのセリフを、繰り返し言っていました。「となりのトトロ」でメイが父に向かって言う「おとうさん、おべんとうまだぁ?」というセリフを、「おかあさん、おべんとうまだぁ?」と少しアレンジしてお母さんに向かって言っています。この後に、「これまーくん(弟)の」「はい、かしてあげる」「はみがきどーぞ」などのビデオのセリフが元ネタと思われる多様なことばを使うようになりました。

4歳11か月のときには、「おかあさん、ほら、みてごらん」というお母さんの注意を引くための発言が現れます。その頃から、言っていることが「会話」、「コミュニケーション」になってきたとお母さんも感じています。

6歳の頃には、「パソコンからもっとさがりなさい」と注意されて、「だって、まーくんが座っててできないもん」と口答えしています。育児日記には「自分のことばで話すことが出てきた」とあります。単なるビデオのセリフの繰り返しから一歩進んでいます。

2年生のときには、クラスの子どもがケンカしていたとき、あるビデオの場面を再現するように、「ケンカはやめて!」と割って入りました。全校集会で勝手にステージに上がって「スヌーピーのマジックショー」を再現したり、隣のおじさんに「誰だよう。変なやつだなー」(「ファインディング・ニモ」)、鬼の面をかぶって「僕は鬼のように勉強するよ」（『となりの山田くん』）とビデオの再現がみられています。5年生のときにも、風船を探しに出たときに「あのー、ここに風船が飛んできませんでしたか？」（『となりのトトロ』？）、「僕は口が重いんだよ」（『白雪姫』）というビデオのセリフの再現やその応用がみられました。

最初は元ネタがバレバレという感じだったのが次第に複雑になり、どのビデオのシーンからの流用かがわからなくなっていきました。それでも、お母さんの印象では、〈自分のビデオの記憶のストックのなかから一瞬にして引き出して言っている〉という感じだったそうです。

ちなみに、『となりの山田くん』の影響で、3年生の頃には時々関西弁を使っていました。家族が全員関西弁を使っているのにそれには影響されず、ビデオから関西弁を学習しています。

まとめると、2歳後半の頃からビデオの影響によって単語が増え始めるものの、伝達としてのことばは3歳頃までうまく使えず、3歳4か月以降にビデオのセリフを現実場面に当てはめて使えるようになるとともにことばが豊富になり、5歳直前で発言を会話・コミュニケーションに使うことができるようになり、6歳の頃に自分のことばで話すことができたとなります。ただ、その後もビデオの影響は続きます。

また、中学生の頃までは相手に対してことば遣いを変えるということができず、先生にも先輩にも区別なくフレンドリーに話していましたが、高校生になってからは、先輩に対して敬語で話すようになりました。このことから相手や状況によって表現様式を使い分けることの難しさも確認できます。

5年生の頃、さらに語彙が飛躍的に増え、「会話が成立することが家でもどんどん増えている」「普通の会話ができるとやっぱりうれしいです」というお母さんのコメントが記録にあります。かず君はジブリなど日本のアニメの画面に日本語の字幕を出せることを発見し、いつも字幕を出してビデオを楽しんでいました。画像、音声、文字の同時入力により、飛躍的に語彙力を伸ばしました。つまり、これがメールに書かれていた「独自の日本語学習法」です。

最近では、もともと頻繁に字幕が出るバラエティー番組に、さらにテレビの字幕表示機能を足してみるようになっています。おかげで画面は文字だらけ、家族には「目がチカチカする」と大不評ですが、本人は「字幕がないと聞き取れないところがある」と言い張り、字幕の上に字幕が出ているような状態のバラエティー番組を大いに楽しんでみています。

お母さんは「やっぱり、音声のみの入力からでは意味を認識することが難しく……そのために家族の会話や語りかけからことばを学べず、テレビやビデオから学んだ」と感じておられます。

方言としては就学前に、「なになにしはった」と言ったという記録が育児日記にありますが、それ以上は発展しませんでした。

このような言語発達をしてきたかず君が話すのは、「となりの山田くん」の影響で関西弁を話していた以外、ほとんど共通語です。

現在ではかず君は、家族の感情を、ずいぶん理解することができるようになっており、お母さんの機嫌が悪いのは察知できます。中学の頃からは、弟が怒られると同情して一緒に泣いたり、ビデオをみて、感情に関心をもつようになってきています。

また、お母さんに話しかけるときに身振りを使い、相手の身振りからも意図を理解できます。自分から「あれをみて」という指さしもできるようになりましたし、お母さんがそっちをみたかどうかの確認もします。さらに、会話をしているとき、相手の人がどこをみているかということに気づくこともありますが、視線から相手の興味関心を推測するのはまだ難しいようです。

質問に回答する肯定のうなずきはありますが、相づちのうなずきはいまもありません。家族がしている会話に対しては、自分が興味のある話題で自分も乗れるかなという話には入ってきます。しかし、相手の気持ちを推量しているという感覚をお母さんは感じたことはありません。

見立て遊びや、家族の真似、そして役を演じる自己化はみられませんでした。遊びのほとんどが、いまでもビデオやゲームの再現です。ビデオの再現からごっこ遊びに移行することはありませんでした。しかし、中学校で劇の楽しさに目覚め、文化祭の「まんじゅうこわい」の主役に立候補しています。

現在は、前述のように字幕のつくバラエティー番組が好きで、お母さんと姉を巻き込んで番組やCMを再現しています。

ビデオからの言語習得

かず君は、共同注意や指さし、模倣、そして見立て遊び・ごっこ遊びに問題を抱えています。

8か月から1歳11か月の頃には、家族のことばの真似がみられましたが、その後はなくなります。代わりにビデオの模倣が始まり、場面の「正確な」再現を経て、場面に応じて「記憶のストックのなかから一瞬にして引き出して」適切なセリフを当てはめるようになっていきます。かず君の場合、ビデオの繰り返し視聴を通じてこのストックをつくり上げたのでしょう。そして最終的には、「どの場面からの流用か」わからなくなるほどになっています。かず君がおこなうビデオの流用は、完全な模倣ではありません。ビデオでは「おとうさん、おべんとうまだぁ？」というセリフを、お母さんに向けて言うときには、「おかあさん、おべんとうまだぁ？」と変えてきているなど、そのセリフを場面に合わせて若干アレンジすることはできています。

かず君が学習教材としたビデオのなかのことばは共通語です。ビデオからことばを学習していったかず君が共通語しか話せないのは当然のことのようです。そして、「となりの山田君」の影響を受けていた頃は、関西弁で話していたという記録があります。ということは、ビデオなどで「繰り返し」提示されるなら、関西弁風のイントネーションやアクセント、そして単語を学ぶこともできます。一方、家族が話すことば（関西弁）からの言語習得はかず君にとっては難しいものでした。

つまり、共通語か方言かということよりも、どこからことばを学んだか、それが決定的なようです。たまたまビデオのほとんどが共通語でつくられているから、かず君は共通語を話していたのであって、もし関西弁ビデオを繰り返し視聴をしていれば、関西弁を話していたでしょう。

もし、かず君が共通語圏に住んでいたとします。そして家族が共通語を話していたとしたら、どんなことが起きるでしょう。家族は共通語を話しています。かず君はビデオから共通語を学び、そのセリフをいろんな場面に当てはめて話すようになります。

そうなれば、かず君を含む家族全員が共通語を話すということになったでしょう。かず君は、家族と同じ共通語を話すけれど、「ことば遣いがちょっと変わっていてビデオやテレビのセリフみたいに話す」と言われたかもしれません。

第12章　社会的機能仮説再考

社会的機能仮説と伝達意図

ここまで、幼児期における方言の習得と自閉スペクトラム症（ASD）の方言不使用の問題を考えてきたところ、社会的認知がかかわっているのではないかという推論にたどり着きました。

そこで、今度はおとなの方言使用の問題についても、もう一度社会的認知、特に意図を含む相手の心的状態の理解という視点で見直してみることにしましょう。すでに、青年や成人のASDの方言不使用については方言の社会的機能説で説明しました。この説では、人は人間関係を維持・調整したりするのに、どのようなことばを使うのが好ましいかを判断して、グラデーションのようになっている言語表現のなかからもっとも適切なものを選んでいるとみなします。相手との心理的距離に応じて、もっとも居心地のよくなりそうな表現を使っていると考えます。

方言とは、「この地域に根付こうとしている」という帰属意識や「私は君の仲間だよ」という連携意識などを表すもので、相手と自分が親しい心理的距離にあることを表明する働きをもつと考えられます。

ということは、聞き手からすれば、話者が考える自分（聞き手）との心理的距離が表明されたことになります。話者がその表現様式（ことば遣い）を通じて伝えようとしているのは、話者の考える聞き手との心理的距離です。そして、聞き手の側も、ことば遣いには心理的距離の表明が含まれていることを知っているはずです。話者は、聞き手がことば遣いから自分（話者）が考える心理的距離を読み取ることを期待します。

ただし、聞き手の側にも同じように聞き手が考える話者との心理的距離が存在しています。話者が使用したことば遣いが表す心理的距離は、聞き手の考える心理的距離とは一致しないこともあります。「ため口かよ」と思うかもしれませんし、逆に「かたくるしいな」と思うかもしれません。

こうなると、ことば遣いを用いた心理的距離の表明は、聞き手に自分との心理的距離をこのようにしてほしいという提案をしていることになります。つまりここで話者から聞き手に伝えたいこと（伝達意図）は、聞き手の自分との心理的距離の変更あるいは維持となります。

伝達意図の理解

伝達意図の理解とは、意図理解のなかの特殊な形のものです。先ほど述べた瓶の蓋をあける例では、蓋をあけようとしている人は、別にその意図をみている子どもに伝えようとはしていません。みている子どもが相手からの要請がなくとも自発的に相手の意図を読み取ります。

ことばを用いるときには、多くの場合話者は聞き手になにかしらを伝えようとしています。トマセロは、伝達意図とは「他者の意図的状態に対して人がなにかを意図すること」と表現しています。

「座りなさい」を例にして次のように説明しています。

聞き手は、

「話者が（私が「座ることを提案していること」に対して注意を共有することを）意図している」

という図式の理解が必要だと述べています。お母さんが子どもに座りなさいと言います。発言とは、相手に自分の発言内容について注意を共有しよう（つまり「聞いてよ」）ということを意味しています。その内容は「聞き手に座ること」を提案しているわけです。これは命令だから聞き手に選択権はないと思われるかもしれません。

しかし、人の行為には意図があります。言われたからそのままその行為をするわけではありません。子どもでも「嫌だ」と拒否するかもしれません。他者から言われたからその行為を実行するとは限りません。行為を実施するにあたっては自ら「座る」という意図を選択しなければなりません。座るという行為自体は、行為者である聞き手がおこなっているという意味で聞き手の意図にもとづいています。

また、伝達意図がうまく伝わるためには、聞き手の側が話者の発言に対して注意を向ける必要があります。話者は、ことばの内容以前に発言に注意することを求めています。伝達を意図しているのですから、自分の発言内容が相手に伝わることが前提になります。内容が相手に伝わっていないと思えば、「ちょっと、聞いてるの！」などと、より自分の発言へ注意をうながすことばが発せられます。たとえば、家族でドライブしているとき、お母さんが牧場の牛をみつけて、それを子どもに知らせます。

「みて、牛よ」

ここには、「牛に注意を向けて」というお母さんの提案があります。でも、この提案は、子どもがこの提案に注意を向けてくれなければ成り立ちません。

聞き手は、話者の提案に「私の発言に注意を向けて」と「その内容」の二つがあることを理解する必要があります。

もし、あえてわけて言うなら、「いま言ってる内容に注意をして、その内容は『牛に注意を向けてほしい』ということよ」とでもなるでしょうか。しかも、聞き手は、話者のこの意図をすべて理解してこそ、適切な反応ができます。ここでいう適切な反応は、牛に注意を向けることだけではありません。子どもが小学生でゲームに夢中だとしたら、お母さんの発言に「いま、対戦中」と言うかもしれません。

でも、話者の「私の発言に注意を向けて」には、「ちゃんと聞きましたよ」と答えていることになりますし、「牛に注意を向けて」という提案には、「いま、ゲームで忙しいから無理」と拒否してはいますが、コミュニケーションとしては適切に成立しています。

「ありがとう」や「ごめんなさい」というような遂行文といわれるものもこれで分析できます。話者は「私が［感謝または謝罪を表明すること］に対して注意を共有しましょう」を意図しています。

聞き手は、その意図を理解します。「ありがとう」は、「いま、またはこれから感謝を表すから、注目してよ」を意味します。これらのことばから「感謝を表現します（しています）」「謝罪を表明します（しています）」という意図を聞き手は読み取ろうとします。話者の側のことばの調子や表情身振りにその感謝や謝罪の表明を探します。そのうえで、聞き手は「どういたしまして」や「わかりました」と感謝や謝罪への受け入れを表明します。これをもって、話し手の伝達意図は達成されたことになります。

こう考えると、ＡＳＤの子どもの「ありがとう」や「ごめんなさい」に対して私たちが感じる違和感も納得がいきます。ことばは発せられていても、そこには通常私たちが期待するような形での身振りや表情、声の調子が認められません。つまり「感謝」「謝罪」を表明しますという宣言がありながら、その実態がないという印象を受けてしまいます。

いま、やろうと思っていたのに

伝達意図の説明のところで、「座りなさい」を例にあげて説明をしました。実は、話者は、「座りなさい」という発話以前に、聞き手の意図をモニターしています。「座りなさい」についてもう一度考えてみましょう。

話者は、聞き手が座ることを意図していない、あるいは座る意図が明白にみえないと考えているからこのことばを発します。もし、すでに座りかけていたら、相手に対して「座りなさい」とは言わないでしょう。また、相手が立ち上がりかけていると話者が判断しない限り、すでに座っている人に対してもこうは言わないでしょう。つまり、話者は相手の意図を読み取ってそのうえで提案をおこなっていることになります。

もう一度、「みて、牛よ」の発言を思い出してみましょう。お母さんは、このとき子どもが牛に注意を向けていないと思ったか、牛へ注意が向けられているかについて確認できない状況にあります。なぜなら、もし子どもが熱心に牛をみているのを確認しているならわざわざ「みて、牛よ」とは言わないでしょうから。

別な見方をすれば、人は発話のなかに「話者が読み取った聞き手の意図」を読み取ることができるともいえます。

花子が太郎に「座りなさい」と言っている場面を思い浮かべましょう。我々は、この発言がなされた場面を思い浮かべて〈太郎が座っていない（状態）、太郎が座ろうとはしていない（意図）〉ことを推測できるでしょう。どうしてこのような推測が可能なのでしょうか。推測を導く情報は、花子と太郎という二人の人がいるという状況以外には、花子の発言しかありません。花子の発言のなかには、太郎の状態と意図についての認識が含まれていると我々は推論しています。

他者に働きかける発話は、聞き手（働きかけられる相手）の状態や意図についての認識をもとになされています。そして、その発言を聞いた者は、第三者であってもその発言から聞き手の状態や意図を推論することができる場合があります。

子どもとお母さんの次の会話を想像してみてください。

母「早く用意しなさい」

子ども「うるさいな。いま、やろうと思っていたのに」

なぜ、子どもは「いま、やろうと思っていたのに」という自分の内部の意図を表明する必要があるのでしょうか。お母さんは、子どもの準備が進んでいない（状態）し、それを速やかに遂行しようとする気持ち（意図）がみえないと判断しています。

このような判断のもとに、子どもの意図に働きかける発言「早く用意しなさい」をおこないます。子どもは、母親の伝達意図「自分に対して〈早く用意をするように〉という提案をおこなっている」を理解し、さらに母親のこの発言を生み出すようになった自分の意図の推論〈やろうとしていない〉まで読み取ります。そのうえで、子どもは「お母さんは〈この子は、まだ用意するつもりはない（意図）〉と思っている」という母親による自分（子ども）の意図の読み込みに間違いがあることを表明していると思われます（図12.1）。

ここで起きていることは、

母：子どもの意図の読み取り〈この子は、まだ用意するつもりはない〉

↓

「早く用意しなさい」（母から子どもへの行為の提案）

↓

子ども：提案の理解

母親による自分の意図の読み取りの理解
↓
「いま、やろうと思っていたのに」〈お母さんの私の意図の読み取りは間違っていますよ〉
↓

こうみていくと、聞き手は発話のなかに相手の伝達意図を理解すると同時に、相手が自分の意図をモニターしていることを知っている、という入れ子構造があることを知っていることになります。

さらに興味深いのは、母親の自分の心の読み取りが単なる推論でしかない、推論は真実とは限らないということに気づいているということです。

意図と行為の関係は、この場合、他者によって心理的に想定されたものでしかありません。しかも、子どもは母親による自分の意図と行為の関係の推論よりも、当事者である自分が提示する意図説明のほうが優位であることも知っているようです。ここでおこなわれているのは外的にはみえない「意図」についての議論です。

ところで、私たちは、二人のあいだでおこなわれた会話を通して両者の認識を推論することができました。ことばを手がかりに他人の認識を読み取ろうとします。こと

話者が自分の意図を読み取っているという認識

母「早く用意しなさい」

子「お母さんは、『この子は、まだ用意するつもりはない（意図）』と思っている」

「いま、やろうと思っていたのに」
（お母さんは私の意図を読み違えている）

図 12.1　話者による聞き手の意図の読み取りと聞き手による話者の認識の理解

ばは、その人が周囲や状況をどう捉えているかの情報を含んでいます。松本・塩谷（１９９９）は、「やる」ということばをあげてそのことを明らかにしています。たとえば、あなたが学生でいつもどおり授業が終わってサッカー部の部室の前までできたところだとします。なかから、同級生のつがる君がキャプテンのなんぶ君に「やめてやる」と言っているのが聞こえました。

さて、次の質問に答えてみてください。

①二人はケンカをしていたと思いますか？

②つがる君はやめることになったのは〈そもそもなんぶ君のせいだ〉と考えていますか？

③つがる君はサッカーを嫌いになったでしょうか？
④つがる君は怒っていますか？
⑤つがる君となんぶ君はなかよしですか？

どうでしょう。

このような状況と問題を設定したアンケート調査の結果、①二人はケンカしていた、②やめることになったのはなんぶ君のせいだ、④つがる君は怒っている、を支持する回答が多く得られています。しかし、つがる君のことばを「やめてやる」から「やめる」に換えてみると全く違った答えになりました。ケンカをしているかどうかはわからない。なんぶ君のせいでやめることになったとは思っていない。つがる君が怒っているかどうかはわからないとなったのです。たった一言「やる」ということばが抜けただけで、アンケートの結果は大きく変わりました。

このことは「やる」ということばの背景には発話したその人を取り巻く状況についての認識がみえるということです。また、その発話を聞いた人がその人の認識を読み込めることを意味します。「やる」の場合、松本・塩谷（１９９８、１９９９）は①葛藤状態、②外部起因、③制御・優位性の三つの認識が読み込めると主張しています（図12.2）。

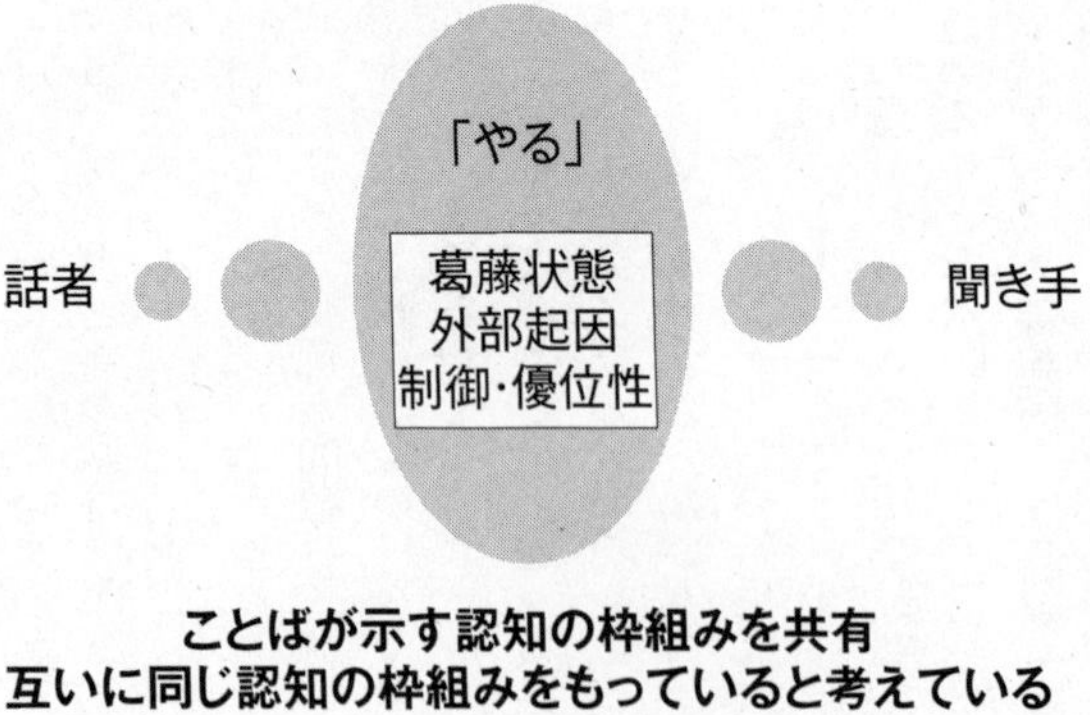

「やる」

話者　葛藤状態　外部起因　制御・優位性　聞き手

ことばが示す認知の枠組みを共有
互いに同じ認知の枠組みをもっていると考えている

図 12.2　ことばから話者の認識を読む

葛藤状態とは「相手と自分のあいだにトラブルがある」と話者が思っていること。外部起因とは「トラブルの原因は自分ではなくて相手にある」と話者が思っていること。制御・優位性とは「このトラブルを自分が解決してやる」と話者が宣言していることです。

別の例です。食卓での夫婦の会話です。

妻「食べて」

←

夫「食べてやるよ」

さていかがでしょう。夫の心の中がすけてみえるでしょう。

大切なのは、このようにことばから話者の認識が読めるということです。そのためにはこのことばを聞いた側もそのような認識の枠組みをもっていなければ理解は成り立ちません。「やる」を使うときには葛藤があるんだ、外部起因だと思っているんだ、制御・優位性を示そうとしているんだ、ということばの背景にある認識を聞き手も理解しているから成立します。話者の側も聞き手が同じ認識の枠組みをもっていると知っています。これは、ある言語圏で、ことばの使われ方についてその背景にある認識が共有されていることを示しています。

ただし、このようなことばに潜む認識を人は常に意識しているわけではありません。よく、推理小説で次のような場面があります。行方不明になった人物について探偵が関係者に話を聞いていきます。多くの人は、その人物について語るとき、「彼は、すぐ怒る人ですよ」などと現在形で話をします。そのなかで、あるひとりだけが、「彼は、なにかあるとすぐ怒る人だった」と過去形で語ります。探偵は、「まるで、○○さんが、亡くなられたような言い方ですね」と切り返す。この場合、容疑者の発言のなかには、その人の認識が反映されていますが、それが相手に与える情報に気づいていません。しかし、わかっていない訳ではありません。探偵の指摘を受けて、ハッとするでしょう。過去形で語ったことが、「○○はもう死んでいる」という自分の認識を明らかにしていることに後から気づくことになります。

つまり、同一の言語を使用する当事者であったとしても常にそのことばから意識的に話者の認識を分析しているとは限りません。

方言を使うという場面でも、社会的機能が十全に働くためには、話者および聞き手が方言のもつ社会的機能について、意識はしていなくとも理解しており、相手も同様に理解しているという認識が必要です。

ASDの人のことばの理解

次の文章を読んでみてください。

①彼女は海が好きだ。
②彼女は海が好きだった。

ある講演で、この二つの文章を出して、聴衆に今も彼と彼女は付き合っているかと聞きました。多くの人は、①の場合は現在も付き合っていて、②の場合は付き合っていない（何らかの理由でいなくなった）と答えました。ところが、そのとき一緒に講演をお願いしていたＡＳＤの方からは、「私には別の可能性も考えられるから、その質問には答えられない」という意見があがりました。「前は海が好きだったけど、嫌いになったかもしれないし、山が好きになったのかもしれない」。確かに、その可能性はないことはありません。ことばだけの分析としてはその解釈を否定はできません。

しかしながら、多くの場合、私たちはことばそのものではなくそのことばが使われる、あるいはそのことばを発した人が考えているであろう認識を読み込みます。この社会集団においては、このことばはこのような意味に使用され、その背景にはそれに応じた認識が存在すると考えます。相手も自分もそのことばの背景に同一の認識をもっていると互いにみなし合っています。

この文章では、彼と彼女についての詳しい情報は与えられていません。情報が限定されたなかで多くの人びとは、もっともありそうだと自分が判断した回答をします。おそらくは話者もそういう意図で発言をしたのであろうと推論します。ＡＳＤの人びとにとってはそうな可能性をこのことばから推論します。しかしながら、ＡＳＤの人びとにとっては、違う読みがあるようです。

重要なのは、そのことばが社会集団のなかでどう捉えられているかを理解して、そこからＡＳＤの認識がどうずれているかと考えていくことです。ＡＳＤには社会的コミュニケーションの障害があります。したがってことばについての解釈が辞書的に正答だから正解というのはちょっと違っていて、社会集団の認識や認知の枠からどれだけずれているかと考えるのがよいと思います。

ある日、発達障害の成人の集まりで、どんな異性がタイプかという話になりました。それぞれが、自分なりにタイプを述べていきましたが、あるＡＳＤの大学院生は「自分の性癖は小柄な人が好みで」と言いました。「性癖」ということばは、女性のタイプを表す際に使うことばではありません。ここにも、多くの人がもっていることばの背景にある認識や認知からのずれがみえます。

社会的機能仮説再考

実は、方言の社会的機能説を考えるときにも、同じように認識の共有が重要になってきます。社会的機能説では、人間関係をつくったりそれを維持したりするために、どのことば遣いを使うのが望ましいのかを話者は瞬時に判断していると考えます。話者は、さまざまなことば遣いのなかから相手との関係でもっとも適切だと思われる表

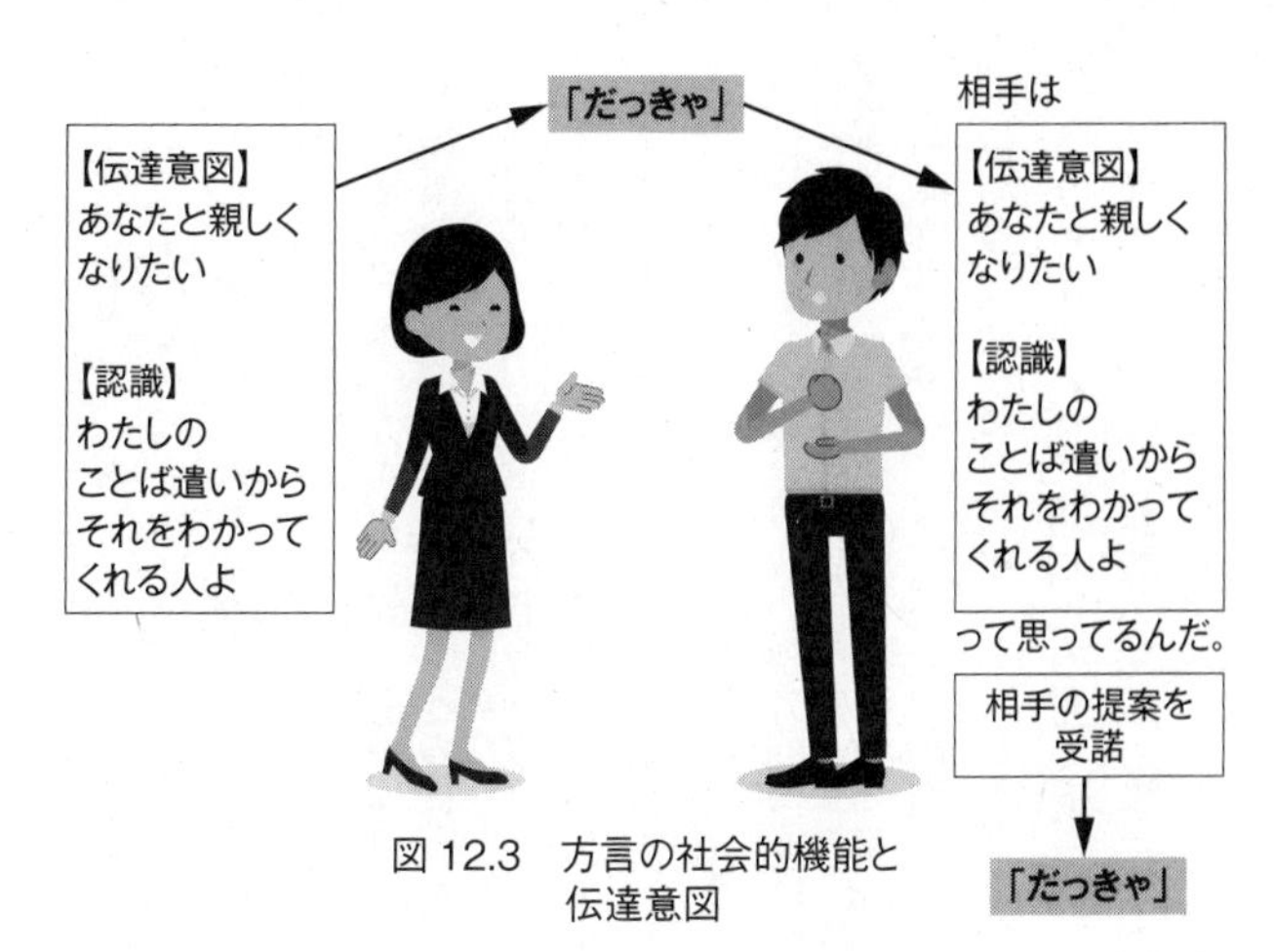

図 12.3　方言の社会的機能と伝達意図

現を採用して使っているわけです。このことは、聞き手にとっては話者が考える自分（聞き手）との心理的距離を表していると受けとめられることになります。方言は、このように相手との心理的距離を表すことば遣いのひとつと考えられます。

たとえば、ある職場で同期入社になったA子とB君の二人がいるとします。会社という公的な場面での付き合いなので、休憩時間も最初のうちは共通語で話しています。

しかし、A子の話し方が次第に方言に移行してきました。このことは、A子がB君との心理的距離を近しいものと感じたか、あるいはより近しいものにしようと調整をおこなっていると考えられます

（図12.3）。A子の方言の使用には「あなた（B君）と親しくなりたい」という伝達意図が含まれています。しかも、「自分のことば遣いの変化から（おそらくは）B君はそのことに気づいてくれるだろう」という認識が背景にあります。B君は、A子の伝達意図「もっと親しくなりたい」と「自分（B）はそのことに気づいてくれるはず」という認識をもっていることを読み取ります。そこで、A子の「親しくなりたい」という提案を読み取ったB君は、その提案を受諾するなら自分も方言を用いることで、それを表明します。もし、B君が方言話者でない場合は、方言ではなくため口といわれるような別のことば遣いを用いるかもしれません。

ここで重要なのは話者と聞き手のあいだに、「ことば遣いには社会的関係性が含まれていること、そしてそれを自分も相手も知っている」という認識があることです。つまり、ことば遣いのもつ社会的機能についての認識の共有があってこそ、対人関係の調整機能としての意味が有効になります。

言語的コミュニケーションを円滑におこなうためには、そのことば遣いに含まれている認識を互いに共有することが重要となります。

こう考えると、共通語と方言の使い分けが適切におこなえるためには、①（伝達）意図理解、②他者の認識・知識の推論、③方言の社会的機能（心理的距離）の理解が必要となります（表12.1）。

表12.1　方言と共通語の使い分け

	TD	ASD
意図理解	○	×
他者の認識・知識の推論	○	×
方言の社会的機能（心理的距離）の理解	○	△
意図理解によらない使い分け	○	○

このうち、前の二つは、他者の心的状態を推論するという意味で広義の「心の理論」の問題と深くかかわっています。他者の心的状態の理解に困難を示すＡＳＤの人びとにとっては、方言を含むことば遣いの背景にある意図や認識を理解しうまく使うことは難しいでしょう。三つめの方言の社会的機能については、知識として理解することは可能かもしれません。場合によっては、意図理解にもとづかない使い分けもあるでしょう。意図理解、他者の認識・知識の推論、方言の社会的機能を用いず、場所や人物に対して固定されたことば遣いを用いるかもしれません。相手が感じる心理的距離や状況の変化とは無関係に、学習あるいは選択されたものとしての使い分けです。これは、ＡＳＤの人びとによくみられる、相手や状況、人間関係の変化に応じて話し方を変えることの困難さとも共通したメカニズムだと考えられます。

第13章　方言を話すＡＳＤ

方言を話すＡＳＤもいる!?

ある学会のシンポジウムで、一連の研究を紹介したときに、フロアから「自閉スペクトラム症（ＡＳＤ）のなかにも、特にいわゆるアスペルガーといわれてきたような人には、方言を話す人もいるが、これについてはどう考えるか」という質問が出ました。そうです。先に述べたように一般的には【自閉症児者は方言を話さない】という印象があり、特別支援学校の児童生徒では方言語彙の使用も多くありません。しかし、「方言を話さない」は、すべてのＡＳＤの人に当てはまることなのでしょうか。

私が主催している発達障害の会（ガジュマル）にきているＡＳＤ（最初の診断はアスペルガー）の方も、方言を話しています。ただし、その方は、相手によってことば遣い（表現様式）を変えるのには苦労しているそうです。シンポジウムで質問をされた先生に「でも、（方言を使っているアスペルガーの方も）相手によって方言と共通語を使い分けるっていうのは苦手じゃないですか」と尋ねると、頷いていました。

これをどう考えたらよいのでしょう。一方で「ＡＳＤ児者は方言を話さない傾向にある」と主張しながら、一方で「方言を話す人もいる」。この二つをまとめて「ASDの人は方言を話さない傾向がある。傾向なので全員がそうではなく、話す人もいる」なんとも腰砕けの結論になりそうです。

私は、次のように考えることができるのではと思っています。ここまで方言の使用について、言語習得期の問題とより年長になってからの問題にわけて考えてみました。そしてどちらも基本的には意図読みの問題と関連していると論じました。

言語習得期において必要とされる意図の読み取りは相対的に単純なものですが、相手によって表現様式（この場合は、共通語と方言）を使い分けるためにはより複雑な意図や心的状態の読み取りが必要になります。

また、ASDは、自閉スペクトラム症という名前のとおりスペクトラム（連続体）と考えられています。その特性には個人によって濃淡があります。以前は、言語に遅れがなく自閉的特徴が軽い場合アスペルガーや広汎性発達障害といわれていました。それが現在では、自閉症・アスペルガー・広汎性発達障害すべてが自閉スペクトラム症（ASD）と称されるようになりました（DSM-5）。

「自閉症は方言を話さない」と「方言を話す人もいる」という現象は、意図の読み取りの複雑さとASDの濃淡がかかわっていると考えられます。

先ほど述べたように、自然言語の習得において必要とされる意図および心的状態の

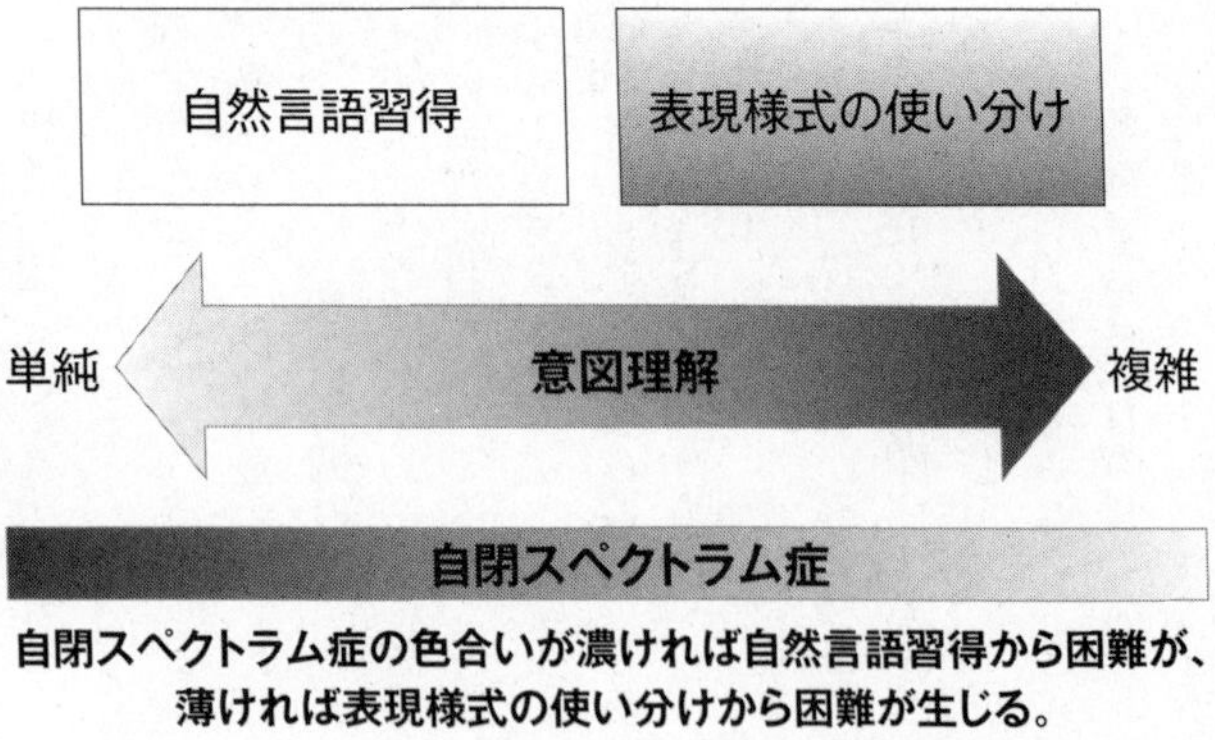

自然言語習得

表現様式の使い分け

単純　意図理解　複雑

自閉スペクトラム症

自閉スペクトラム症の色合いが濃ければ自然言語習得から困難が、
薄ければ表現様式の使い分けから困難が生じる。

図 13.1　方言を話す ASD の意図理解の差

読み取りは、相対的に単純なものなのでしょう。一方、適切なことば遣いができるためには、相手との心理的距離などのより複雑な意図および心的状態の読み取りが必要になります。

ＡＳＤの障害が重い場合には、単純な意図および心的状態の読み取りができず、自然言語の段階から習得に困難を示します。対して、ＡＳＤの障害が軽ければ、自然言語は習得できるものの、複雑な意図および心的状態の読み取りに困難を抱えるために、相手に合わせたことば遣いは難しくなります。自然言語が方言であれば、ＡＳＤの人でも方言を話すことになります。ただし、場面に応じた使い分けは困難でしょう（図13.1）。

以前に述べた心の理論課題には、実は

第一水準の課題と第二水準の課題があります。サリーとアンの課題は第一水準に属するもので、相手（A）がどう考えているかを自分の視点から理解する段階です。第二水準の課題では、相手（A）がさらに別な人（B）の考えを理解していることがわかる、つまり他人の視点で考えることが求められます。単純な第一水準は、いわゆるアスペルガーや高機能広汎性発達障害の場合、年齢があがるとともに到達できるようになるともいわれています。一方、より複雑な第二水準の場合、なかなか到達しません。また、障害が重い場合、第一水準の段階への到達も困難です。同じＡＳＤであっても障害の程度によって、相手の意図の読み取りの深さには差があると考えられます。

　このように考えると、軽度のＡＳＤの人びとが方言を話しながらも、相手によって話し方（共通語と方言）を変えることが困難であるのも了解できます。ＡＳＤの人びとは相手によって話し方を変えるのが苦手だったり、親しくなったとこちらが思っていても距離感を感じるような丁寧なことばで話し続ける人がいます。

　私が知っているＡＳＤの子どもは、相手によって言い方を変えることはできます。しかし、お母さんからは「最初に、その人と会ったときの話し方を続ける。最初に敬語で話した人とはいくら親しくなっても敬語だし、ため口で話した人には場面にかかわらずため口のまま」との報告がありました。

　つまり、かず君にみられたように障害の程度が重い場合には、周囲の人びとの会話からことばを学ぶことそのものに困難を抱えるのでしょう。一方、より軽度なＡＳＤの場合には、その障害は周囲からの言語習得を妨げるほどではなく方言で話すことができる場合もあります。ただし、繰り返しになりますが、相手や状況そして心理的距離に応じた使いわけが難しいのです。

共通語地域では無関係か

さて、ここまでは「自閉症と方言」というテーマで話を進めてきました。「自閉症児者が方言を話さないわけ」「自閉症児者が共通語を話すわけ」について私なりの解釈を提出しました。

では、これは方言を使う地域に限った問題なのでしょうか。

いいえ、そうではありません。自閉症の言語習得やことばの使用についての特性が、方言を使用する地域において〈方言〉対〈共通語〉という形で現れたのであって、同様のことは、共通語圏においても起こっていると考えられます。共同注意、意図理解、そして自己化がうまく機能しないために、周囲の人びととの会話からことばを学習することの困難は、共通語圏であっても同様に生じているでしょう。そして、そこでもASDの子どもは、テレビやビデオなどのメディアや組織的学習場面を通じてことばを学習しているでしょう。

しかし、共通語圏では周囲の人びとからことばを学ぼうがテレビやビデオからことばを学ぼうが、結果的に同じ共通語になります。そこでは定型発達（TD）の子どもとのあいだに、方言を使用する地域でみられたような差は認められなくなります。しかし、TDとASDのあいだには、周囲のことばから学習するか、テレビやビデオなどから学習するかという差は存在しています。

逆に言えば、共通語圏ではその子がことばを周囲から学習できていないということが覆い隠されてしまう可能性があります。

たまたま、方言主流社会では、ことばの学びの差が方言か共通語かという形ではっきりとみえただけなのです。

私たち、発達障害、特にASDにかかわる者は、子どものことばの学びには少なくとも二つの道筋があることに注意を向けなければならないのではないでしょうか。

一方には、他者とのやりとりのなかで相手と注意を共有し、意図を読み取り、他人をモデルとしてその人を自分のなかに取り入れるようにことばや表現方法を学んでいく道筋と、もう一方には機械的あるいは連合学習的にことばを学んでいく道筋の二つです。

多くのTDの子どもは、前者の道筋を辿ってことばを学んでいくのでしょう。一方、ASDの子どもの多くは後者の言語習得の道筋を歩むのかもしれません。ことばを単なる情報の伝達や欲求の充足のための道具以上のものとして考えるなら、他者を意図をもった存在として捉えてこそ十全なコミュニケーションがなされているといえるでしょう。

つまり、互いに意図や認識をもった存在として認め、ことばを通じて自分の意図や認識を伝えるとともに相手の意図や認識に影響を与える、このことがコミュニケーションにとって重要なのではないでしょうか。

第14章　「行きます」

「です・ます」問題

　さて、私たちの研究で、まだ触れていないことがあります。おとなから子どもへの話しかけ方についてです。私たちは、これまで述べたように自閉スペクトラム症（ASD）の方言使用について調査をしてきました。同時に、おとな（先生）の側が子どもたちに方言を使っているかについても調査をしました。その際に用いた質問のひとつに、遠足場面での先生の話しかけについての質問がありました。

　これは、子どもの障害によって先生の側の方言の使用に差があるかどうかをチェックする目的の質問でした。また、状況に余裕があるときと切迫しているときで、方言の出現に差があるかもしれないと考えました。

　結果は、相手がASDか知的障害（ID）かによって先生の方言使用の程度には大きな差はみられませんでした。状況による差もみられませんでした。

　代わりに別な特徴がみつかりました。ASDに対しては、「です・ます」が多く使われているのです（図14.1）。

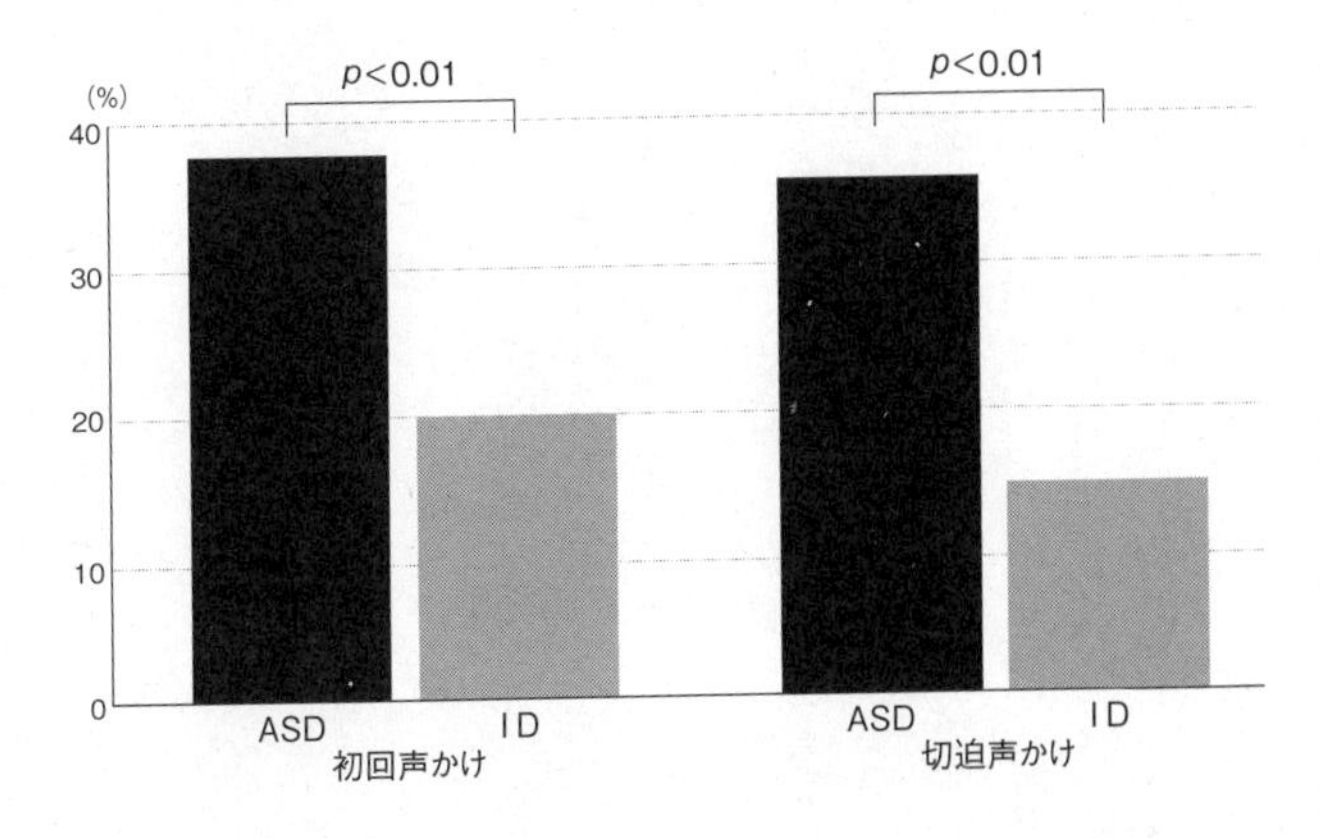

図 14.1　声かけ場面での教師の「です・ます」使用（全国）

実際に、特別支援学校の先生方や保護者の方にこの結果について話をすると、「そう言われればそうだ」という答えが返ってきます。指示出しをするときにも「立ちます」「書きます」「起きます」ということばかけです。

その理由について尋ねるとさまざまでした。「ASDは感情的なことばかけには敏感に反応するので冷静に話す」「丁寧な話しかけの方がわかりやすい」「語尾をはっきり言い切った方がわかりやすい」などの説明がありました。

しかしながら、先生や保護者がASDの生徒に向かって指示出しをするときの「食べます」「行きます」「書きます」などはとても不思議な表現です。「食べましょう」「行きましょう」「書きましょう」などという表現を使うのが普通でしょう。

誰に対しての「です・ます」か

では、ASD以外に他者に何かをさせたいときに、「です・ます」という表現を使うことはあるのでしょうか。

新幹線に乗ったときのことでした。親子と思われる二人の女性が、斜め前の座席に座っていました。そのお母さんと思われる年配の方は、ほとんど話をせず、ひょっとすると認知症かと思われるようすでした。降りる駅の近くになったのか、娘さんがお母さんの腕をとって立ち上がらせて、デッキまで連れて行きました。私も同じ駅で降りる予定でしたので、その後についてデッキに出ました。駅に着いて列車のドアが開いたとき、娘さんはお母さんに「降ります」と声をかけました。

そのとき、ふと、高齢者の施設に見学に行ったときに、職員の方がお年寄りに「飲みます」「起きます」と声をかけるのを聞いたことを思い出しました。そういえば、幼い子どもに親が「(ジュース)飲みます」や「お外にいきます」と言うこともあります。

しかし、中学生に対してジュースを飲ませようとして「(ジュース) 飲みます」と言うのは不自然に感じます。普通は、「飲んで」となるでしょう。列車からは、「降りるよ」「降りて」「降りなさい」でしょう。

先ほどの、親子連れの場合をもう一度考えてみます。もし、このお母さんが、まだまだかくしゃくとしておられたらどうでしょう。「降ります」と言われたら、「言われなくてもわかってるわよ」と怒るかもしれません。

もし、みなさんのパートナーや恋人が、この場面で「降ります」と言ったら、どんな感情をもつでしょう。私なら、妻がそう言ったらかくしゃくとしたお母さんと同じ反応をするはずです。もっとも、老後足腰が弱ってきたときには「ありがとう」と感謝するかもしれませんが。

認知症の人や乳幼児の場合には、その意思決定や判断が十分に機能していない状況(自我機能の低下あるいは未発達な状態)にあります。本人の意図へ働きかけても、こちらの意図変更の申し出を理解できない、あるいは意図による行為の統制が十分になされていないことが考えられます。そのため、相手の意図へ働きかけない「行為を記述した表現」が用いられるわけです。また、相手への意図変更の依頼はありませんので、相手側にその諾否を尋ねる要素も含まれていません。普通、意図への働きかけはその行為の実行についての決定権は相手にあることが前提になります。「です・ます」表現による指示を使用するのは、相手の意図による行為の実行という過程が、十分に機能していないという判断がなされたときのようです。

意図への働きかけと承諾

「座って」と言うのはどんなに強圧的であろうとも、結局は聞き手の側の意図への働きかけだということを述べました。〈座る〉という行為をするのは、聞き手なのですから。聞き手に対してお願いや命令をするというのは、その強弱に差はあったとしても聞き手の意図への働きかけです。聞き手の側は、話者が自分の意図に働きかけていることがわかっています。そして、その働きかけに対して自分の側に諾否の権利があることもわかっています。いやなら座らないでしょう。小さな子どもでも、親の「さあ、おうちに帰ろう」ということばに、首を振って自分の意志を示します。これは、母親のことばが自分の意図への働きかけだとわかっていることを示しています。そしてそれに対して「うん」あるいは「いや」という形で自分の意志を表明します。

つまり、子どもは自分には自分の行為についての決定権があり、それを意図変更を迫った相手に伝えることができることを知っていることになります。子どもは「〜して」「〜しなさい」が、意図への働きかけであることを理解します。

ところが、なぜかASDの人や認知症・乳幼児に対しては、「あなたがする行為についての教示」をするような言い方をします。あなたがすることは、「○○です」と言っているのに近いです。相手の意図に働きかけているわけではないように感じられます。相手は意図に働きかけても自主的判断ができないとみなしているからかもしれません。〈おこなおう〉とか〈おこなわないでおこう〉〈さあしよう〉とかの意図にもとづいて行為をすることができないとみなしているため、できるだけ意図には働きかけず、するべき行動だけを記述した「○○します」という言い方をするのだと考えられます。

依頼と教示

相手に対して一連の行為の指示を「です・ます」で与えるというのは、実は日常生活でもおこなわれています。

たとえば、学校で理科の実験のときに先生が、「はじめに、フラスコに100ミリリッターの水を入れます。次に……します」と言います。

このときは、「です・ます」で言います。でもここには奇妙な感じはありません。なぜかというと、この授業において、これから指示されることについて従いますという承諾（前提）が生徒の側にあるからです。

また、幼稚園や学校の先生が集団に対して「集まります」「グラウンドに行きます」と指示するのを聞くことがよくあります。修学旅行で、先生が生徒全体に対して「（列車から）降ります」という指示をだすことはあるでしょう。これもその指示に従うことが当然という合意が話者と聞き手のあいだにあるからです。

今度はお料理教室だとしましょう。先生が「今日は、スイーツをつくりたいと思います。◯◯と◯◯、二つ考えてきたんですが、どちらがよいですか。手をあげてください。ああ。◯◯が多いみたいですね。じゃあ◯◯をつくります」、「はじめに、小麦粉200グラムを用意します。次に、……します」。この後は、先ほどと同じように「です・ます」の指示文で話していっても問題ありません。いったん、そこに相手側に承諾があるとみなされたからです。それ以降は、毎回の承諾は必要ありません。

一方、承諾や合意の確認において「です・ます」で言うことは、通常不合理な感じを与えます。保険の外交員が、「では、ご説明はここまでとなります。まず、ここにサインをします」はダメです。「では、ご説明はここまでとなります。ご了解いただけましたでしょうか。よろしければ、手順についてご説明します。まず、ここにサインをします……」まだ、不十分な感じはありますが、先ほどよりは随分ましです。

つまり、「です・ます」で相手になにかをさせる場合には、通常はそれ以前に承諾がおこなわれている（前提がある）と考えられます。

ところがＡＳＤや認知症・乳幼児に対しては、意図へ働きかけて承諾を得る、という部分を飛ばして教示が与えられるということになります。逆に言えば、通常の「座って」は、〈意図変更の申し出〉（依頼）と〈その内容は座ること〉（行為内容）という二つのことを含んでいることになります。しかし、ＡＳＤや認知症・乳幼児への指示は依頼の部分を省いて行為内容の明示だけになっています。

私たちはＡＳＤをどう捉えているか

以前、教育相談での場面でこんなことがありました。体育館で数人の子どもと遊んでいたときのことです。そこには子どもたちに大人気の三輪車がありました。２台しかないので、交替で使うしかありません。しかし、ＡＳＤのある男の子はこの三輪車から降りようとしません。学生が何度も「順番で使おう。降りてください」といいますが、無視するように振り切ってこいで行きます。私が、画用紙に「三輪車は順番で使います。三輪車から降ります」と書いて彼にみせたところ、文字読みが大好きな彼はすぐに声に出して読みました。読み終わると、三輪車を降りました。

しかし、その直後に彼はその画用紙を摑んで引きちぎって床に叩きつけました。「降ります」には従わざるを得ない、従ってしまう、でもそれは自分の意図ではない。そんなことを考えさせられた場面でした。

指示において「です・ます」を多用することは、私たちのＡＳＤの人びとの自我に対するかかわり方を表しているかもしれません。

人は自由意志をもっていて、自らの意図に従ってさまざまな行動をしている。そのため、私たちは、人になにかをしてもらいたいときに、相手の意図に働きかけます。テレビの音を大きくしてほしいとき、掃除機をかけるから立ち上がってほしいとき、その意図に働きかけます。

しかし、「です・ます」調での指示、そして三輪車から降りて画用紙を引きちぎった彼のことを考えると、ＡＳＤとかかわる人びとは意図に働きかけるのではなく、するべき行動を提示するということで、こちらがやってほしいことを判断させずにおこなわせているのではないかと考えました。

NHKの「バリバラ――みんなのためのバリアフリー・バラエティ」で、ASDの青年のこんな「あるある話」が紹介されていました。ホワイトボードに毎日の日課を書いておくと、キチンとそのとおりやってくれている。インフルエンザにかかってしまったときにも、フラフラになりながらも、ホワイトボードに書いてある日課をこなそうとする。いくら、休むように言っても聞いてくれない。そこで、ホワイトボードに「インフルエンザにかかりました↓寝る」と書いたら、それを読み上げて寝てくれたそうです。「素直な息子でよかった」というお母さんのコメントが落ちだったと記憶しています。

先ほど述べたように、人とかかわるときには、相手も自分も互いに自由意志をもった存在で、互いの行為はその人の意図に基づいてなされていると考えます。そして、自分が相手になにかをしてほしいときは、相手の意図の変更を迫ります。逆に相手が自分になにかをしてほしいときに、自分の意図の変更を要請していることもわかります。「いやだ」と拒否することもありますし、「よろこんで」と受け入れることもあります。ここでは、相手が要求したり依頼してきた行為をするかしないかの決定は最終的には本人です。そしてそのことを互いに知っています。

しかし、ＡＳＤでは、相手が自分の意図へ働きかけていることの理解の弱さがあるのかもしれません。そのため、ＡＳＤにかかわる人びとは、そのことを感じ取って、意図へ働きかけるのではなく、してほしいことの内容を直接的に伝える「です・ます」を使っているのかもしれません（図14.2）。

保護者や先生は、ＡＳＤについてもその意思決定機能が十全に働いていないと、無意識に感じているのかもしれません。

コミュニケーション
相手の心的状態への働きかけ

【意図】
「座って」
（意図変更の申し出）
【意図】
“座らせたい”
相手の意図変更の依頼
行為

ASD・認知症・乳幼児へは

【意図】
「座ります」
（行為の指示）
【意図】
“座らせたい”
この人は、自分で判断が
できない人
行為

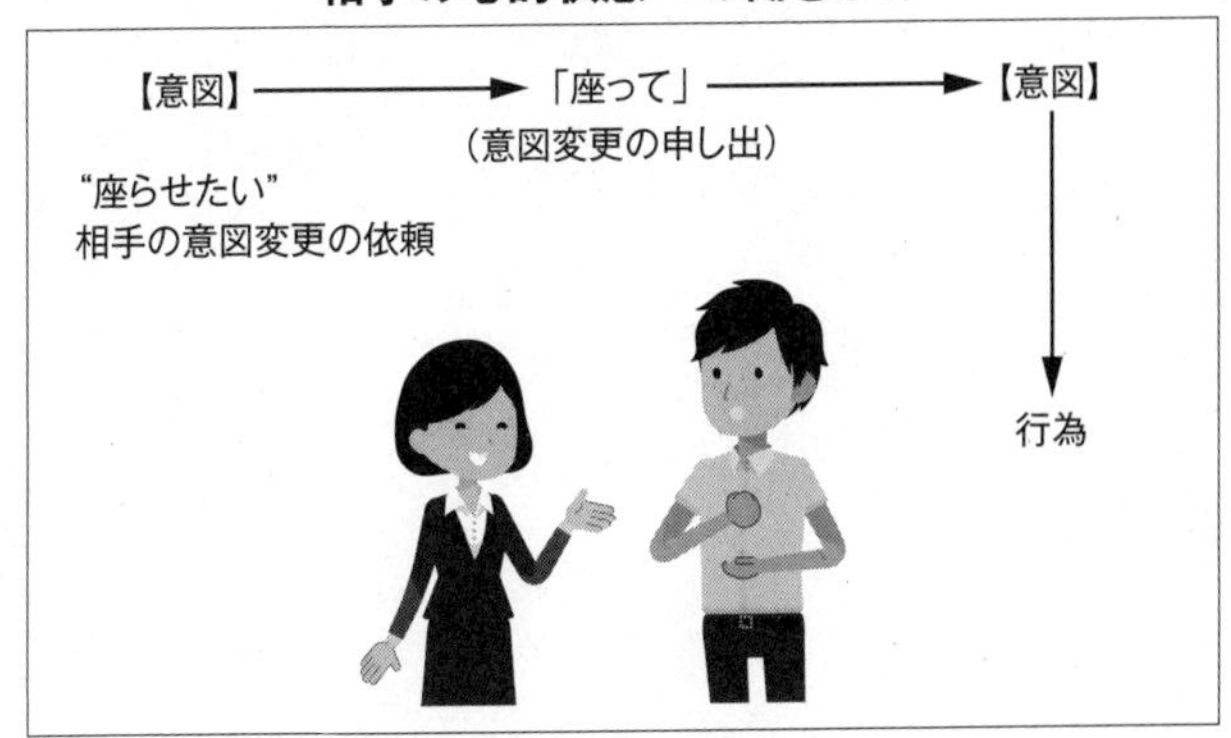

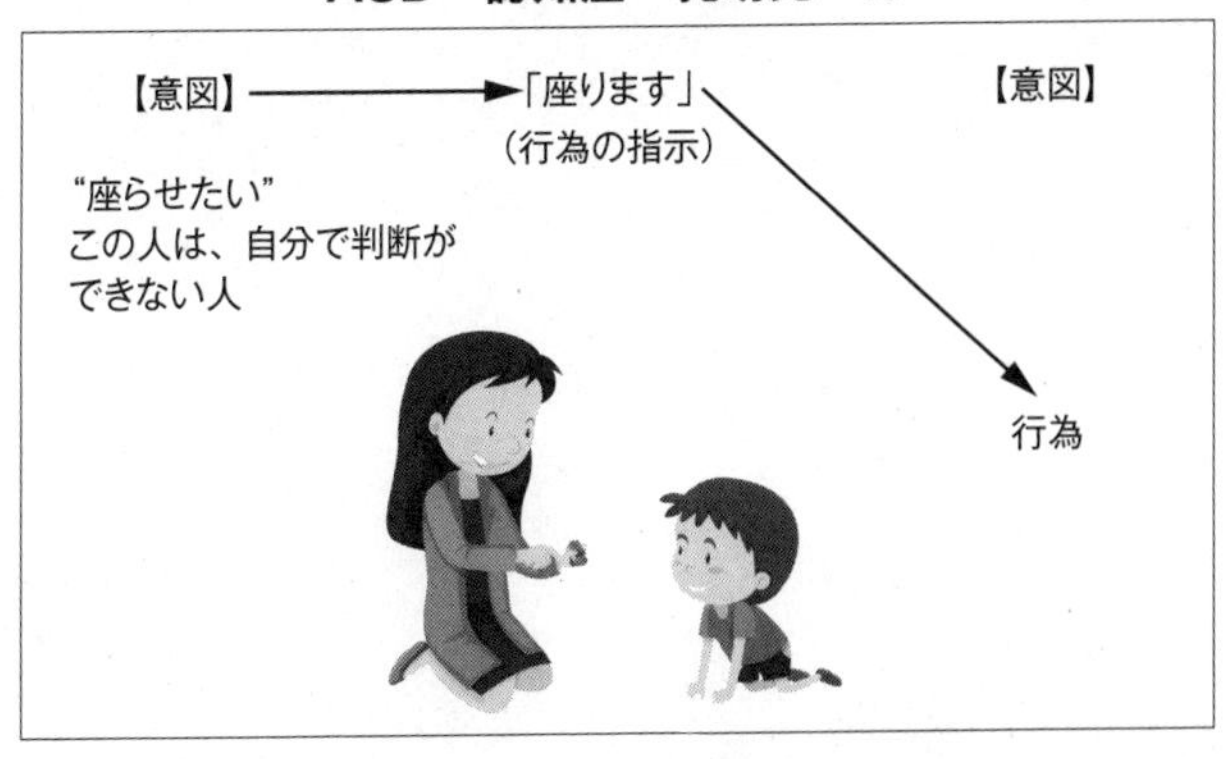

図 14.2 「です・ます」をつかった命令

第15章　コミュニケーションと意図

【自閉症児者は方言を話さない】という話は、方言使用の調査、方言の社会的機能からの解釈、幼児期の方言不使用の調査、意図読みと言語習得の関連からの解釈、指示における「です・ます」の使用とその解釈という流れをもたらしました。

ここからは自閉スペクトラム症（ASD）の人たちが示す特徴のうち、言語やコミュニケーションについていくつか述べていこうと思います。それぞれの問題は、今後実証的・理論的研究が必要になるでしょう。また、これから述べる解釈の多くが十分な検討をおこなったと言い得るものではないことをおことわりしておきます。

基本的な考え方の多くは、すでに前章までに述べてきたもので、重複する部分もあることをお許しください。

意図とは

再度、意図について確認しましょう。意図とは、「何かをしようと考えていること」「こうしようと考えていること」「目指していること」であり、意図は単なる欲求ではなく「目標のために、未来を志向してプランを立て、調整するといった心の動き」といえると述べました。その意味では、ある行為をする人のなかに存在するもののようにみえます。そして、人が他人の行為を観察したときにその背景には意図や信念がある（心の理論）、他者の行動の背景には心的状態が存在すると想定します。以前あげた例でいえば、瓶の蓋をつかんで力をいれている人をみた人は、〈蓋をあけようとしている〉と想定します。

「心の理論」は「心」自体の存在についてではなく、他者の心の状態、意図、目的、知識、信念などを推測することについて言及しています。コミュニケーションにおいては、他人を意図をもった存在としてみることがとても重要になっています。つまり、それが本当に存在するかどうかはわかりませんが、人には心というものが存在していてそれが行為の背景にあると考えます。

意図には、目標とプランが含まれています。私たちは、ある人がある行為をしているのをみたとき、その人の行為が突発的な反応（大きい音におどろいて飛び上がったなど）でもない限り、意図があるとみなします。蕎麦屋で食事をした人が、食べ終わった後にテーブルの上にある調味料などが置いてある方に手を伸ばしたとしましょう。食事は終わっているので、この人は爪楊枝を取ろうとしていると推論することができます。このとき、私がみたのは「手をある方向に伸ばす」という行為です。しかし、その後に起きる一連の行為、「爪楊枝の入れ物から、爪楊枝を取り出し、袋を破いて、中身を取り出し、その尖った方を歯の隙間にあて……」から、目標「歯のあいだの食べ物を取り除く」まで推測できます。私がみたのは、単なる「手を伸ばす」という行為でしかないのに、いま述べたような意図を読み取ります。他者の行為の背景に意図があるという認識をもっている私たちは、行為から意図（目標とプラン）を文脈と関連させて推論していくことになります。勘定伝票の方に手が動けば、意図の推論は修正されるでしょう。

他者の「心」の存在は推測でしかありません。しかし、それがあるという前提で私たちは生きています。

自由意志（意図）をもった私とあなた

私たちは、自分も相手も互いに意図にもとづいて行為しているとみなしてコミュニケーションしています。コミュニケーションとは、相手の意図への働きかけと相手が自分の意図に働きかけられていることの理解、さらにその入れ子構造の理解となります。

相手の人に何かしてほしい行為があるとします。そのためには、相手に働きかけて自分がしてほしい行為を意図するように仕向けなければなりません。「○○をとって」だけで、相手の人がやってくれることもあるでしょう。しかし、「自分でやればいいだろう」と言い返されるかもしれません。それでも相手にやってほしいときには、「いま、手が離せないの」とさらに説明を加えたり、場合によっては「文句言ってないでとって!!」と畳みかける必要があるかもしれません。相手は自由意志をもった存在で、もとめられた行為をするかどうかはその人が決めることです。

社会的な生き物である人間は、生きていくうえで他者とかかわりますが、自分が望む行動を常に相手がしてくれるとは限りません。そのために、説明をしたり、懇願をしたり、恫喝してみたり、いろんな形で相手の意図を動かそうとします。

幼稚園の女の子でも、お父さんにおねだりをするとき、どんな笑顔やしぐさが覿面(てきめん)かをよく知っているでしょう。私たちはこのようなコミュニケーションのスキルを発達の過程で学んできたということになります。

あるいは、意図や心的状態の推論は、コミュニケーションをするため、私たちが獲得した仮想的産物かもしれません。むかしは、人の知性が発達したのは、道具を使えるようになったからだとか、ことばを操れるようになったからだと言われていました。近年では、人間の脳の発達は、社会共同体のなかで一緒に生きている他の仲間の意図や動機を理解すること、場合によってはそれを操作する必要性から発達したのだ、という説もあります。

「ジュースちょうだい」

ここで、ASDの子どもによくみられるクレーン現象について考えてみましょう。これは、おとなの手をとって自分のほしいものへ誘導し、それを手に入れるという行動です。人を道具（クレーン）のように取り扱うというもので、この名前がついています。

しかも、このとき相手の顔をみて、とってくれるかどうかというようにおとなの意図を読み取るようなようすはみられません。ところが、定型発達（TD）の子どもは、ほしいものを手に入れたいときに、おとなの意図に働きかけます。「とって」と言いながら、あるいはことばが出ていない段階でも、身振りや表情を使っておとなの意図に働きかけてきます。

次の絵をみてください（図15.1）。子どもがおとなに向かって「ジュースちょうだ

ASD のコミュニケーション
相手の心的状態の理解の問題／心の理論の問題

× 相手の意図の読み取り
× 相手が自分の意図を読み取ろうとしていることの理解
× 意図の相互調整・相互参照
「ジュースちょうだい」
「はい。どうぞ」
「ありがとう」

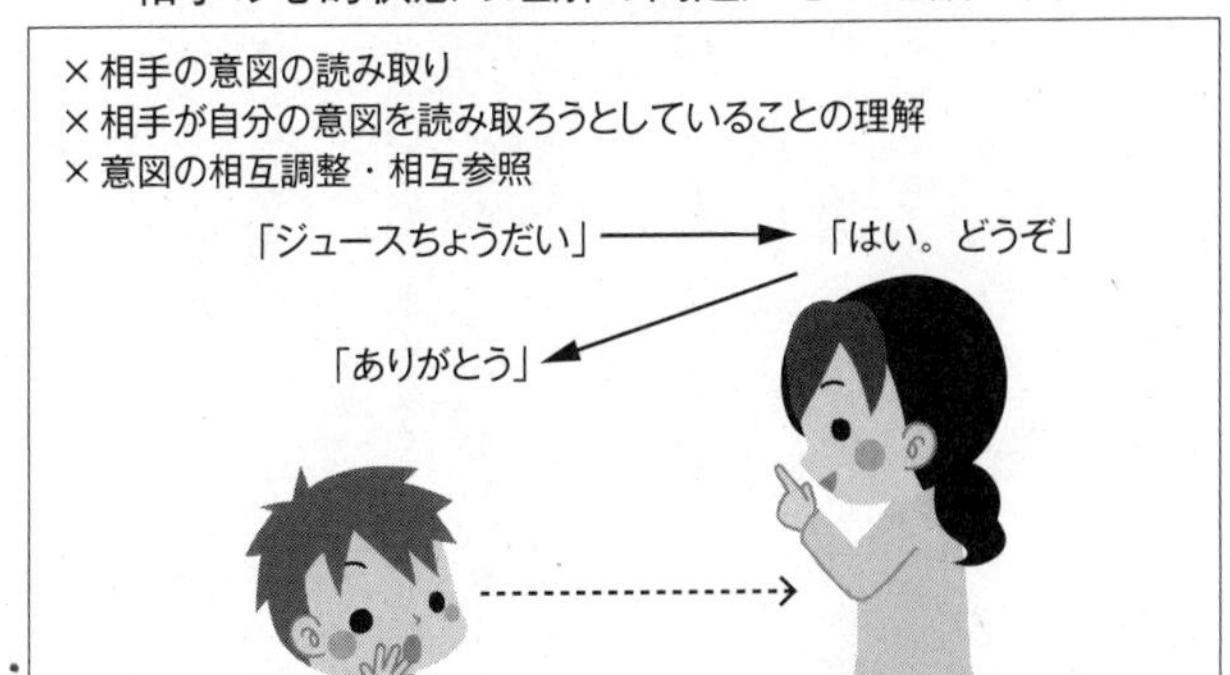

TD のコミュニケーション
相手も自分の意図理解・調整・参照することを理解

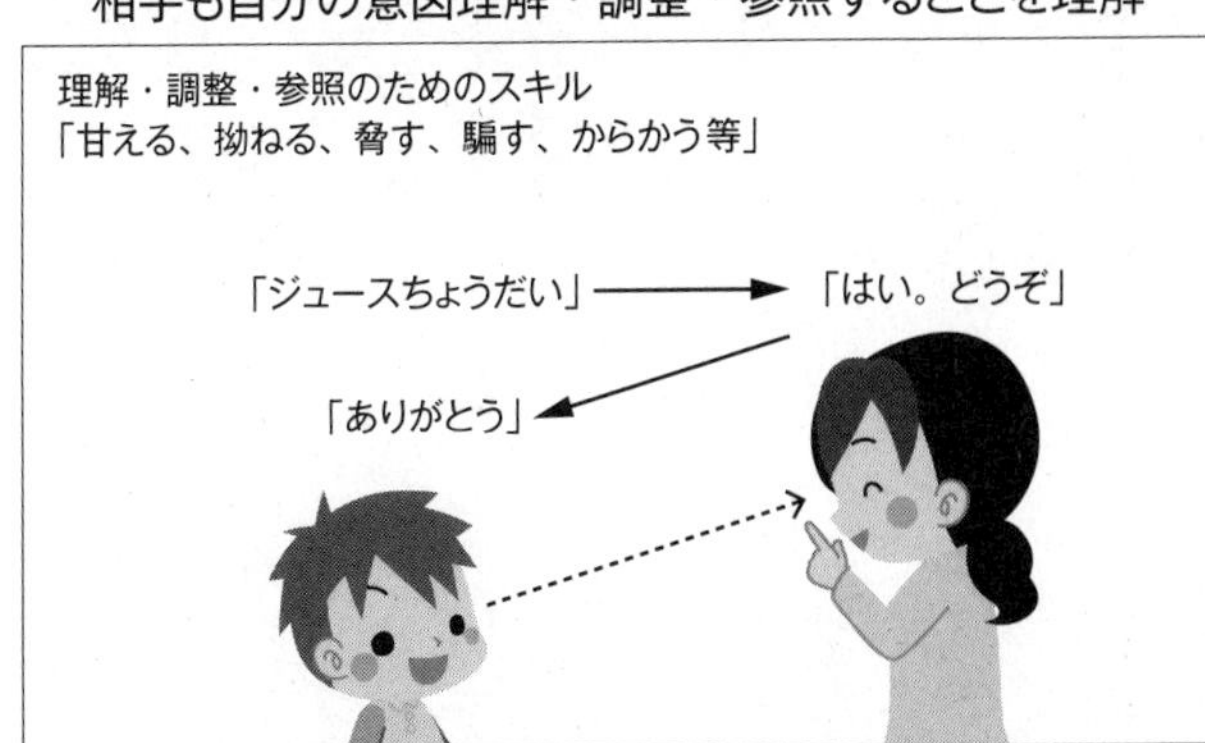

図 15.1　ASD と TD のコミュニケーションと意図

い」と言っています。そして、おとな（お母さん）が「はい、どうぞ」と言いながら、ジュースを渡します。もらった子どもは「ありがとう」と言っています。

このとき、TDの子どもはお母さんの意図に働きかけて、お母さんにジュースを出すという行為をさせようとします。話しているときに相手が意図（自由意志）をもった存在だとわかっています。子どもは、「ちょうだい」と言ったときに、お母さんの顔をみます。ジュースをくれそうかどうか意図の読み取りをします。このときに、直接にことばによらなくてもお母さんの表情や身振りをもとに「意図」を判断していきます。お母さんがニコッと笑ってくれれば、「あげます」という合図です。もし、渋い顔をしたなら、「ねッ。ねぇー」とお母さんの顔をみながら、お母さんの意図（ジュースはあげません）を変更しようとします。

ここで大切なのは、意図を読むことです。「表情から気持ちがわかる」ことではなく、表情や感情がその後の行為や態度にどう結びつくかという「意図」を読み取ることこそが重要なのです。

お母さんが、ジュースをくれると、子どもはにっこり笑いながら、お母さんに「ありがとう」と言います。「ありがとう」は感謝の想いの表出です。以前に述べましたが、「ありがとう」ということばは、感謝の念をあなたに伝えるという意図を表しています。

「ジュースちょうだい」→「はい、どうぞ」→「ありがとう」というやりとりはASDの子どもとおとなのあいだでも同じように成立します。特別支援学校などでも、似たような状況をよくみかけることがあります。しかし、ASDの子どもの「ジュースちょうだい」には、相手の意図への働きかけのようすはみられません。具体的には、TDの子どもがするように相手の顔をみて甘えたようすで、なんとかおとなに自分の要求を聞いてもらおう、おとなの意図を変更しようとする表情・身振り・声・視線の使用などに弱さがあります。また、自分の要求に対する相手の意図を確認しようとしません。

ジュースをもらえると「ありがとう」とは言うかもしれません。しかし、そこには相手に感謝の気持ちを伝えようとする意図や、自分と相手との関係を適切に維持するために相手の心に働きかけるという側面に弱さがあります。

この場面でのASDとTDのやりとりをことばの面からだけみると差はありません。しかしながら、TDが意図読み取り・調整・参照をおこなっているのに対して、ASDでは要求行動としての「ジュースちょうだい」があって、その要求が叶えられたことのみにとどまっています。機能としてみれば、「ジュースちょうだい」は要求を表すことばです。TDの子どもがおとなの意図に働きかけるやり方でも、ASDの子どものように相手の顔をみないやり方でも、おとなが「ジュースちょうだい」を子どもが欲しいものを要求しているのだと理解してそれに応じれば要求は叶えられるでしょう。その意味では、ここでの要求はどちらも成立しています。

機能としての言語や行動ということで訓練をしてくると、確かにその要求や叙述（ものの名前を言える）としてことばを使うことはできるようになっています。しかし、TDのあり方とは異なるコミュニケーションが生じているようです（図15.1）。

意図理解・調整・参照

相手の意図を読むことの困難さがASDにおいてはよく指摘されます。ASDの場合、人の感情や意図読みに問題があるとする研究は多数あります。

しかし、やりとりとは相手の心を読むだけで成立するわけではありません。相手が心（意図・自由意志）をもった存在であり、それに働きかけるという側面にも注意を払う必要があります。先ほどから述べている「座って」のように相手になにかをしてほしいと伝えるとき、それは相手の意図を読んだうえで（座ろうとはしていない）相手の意図に働きかけることです。いわば相手の意図を変えようとしています。相手の意図を読み取ることと、相手の意図を変えようとすること。コミュニケーションにとっては、これが重要になります。

さて、花子が太郎に「座って」と言っている場面を想像してみましょう。花子は、太郎が座ろうという意図をもっていないと理解しています（意図理解）。そのうえで座らせようとして「座って」という発言で太郎の意図に働きかけます（意図への働きかけ）。これだけで終わりでしょうか。実は、花子は相手の意図への働きかけが有効であったかどうかのチェックをしています。太郎が素直に座ってくれれば、そのままでしょう。しかし、太郎が座ろうとするようすがみられなければ、再度意図に働きかけるかもしれません。つまり働きかけて終わりではなく、相手の意図への働きかけがうまくいったかどうかもモニターしています。

また、ペットボトルを捨てる幼児にみられたように、自ら働きかけて母親の意図の表出を求めます。このように、相手の意図を表出させようとすることをここでは意図参照と呼びましょう。私たちは、いろいろな場面で意図の参照をします。「やってくれる？」「これでいい？」「どう？」そして、私たちは相手も自分の意図に働きかけていること、相手も自分の意図を参照しようとしていることが理解できます。このような相手の意図の読み、相手の意図への働きかけ、意図の参照、そして相手もそれを自分に対しておこなっていることの理解とそれに応じることを通じて、相互に意図の調整をおこなっていくことになります。

TDの人たちは、相手に意図があることと自分が相手の意図へ働きかけ得ること、その結果としてある行為をさせることができると知っています。成長とともに、相手の意図を変えるためのさまざまな方法、説明・懇願・恫喝・ほのめかしなどを学習していくのでしょう。一方、ASDは自分が「○○をしたい」という思いはあったとしても、それが相手の意図に働きかけることによって達成されるという理解が弱いと思われます。

相談・依頼

相談とは、意図調整の高度な形態かもしれません。ASDの人たちは、相手の意図を理解すること、相手の意図に働きかけること、相手の意図を参照すること、そして、相手がそれをおこなっていることが十分に理解できていないために、相談がうまくいかないのかもしれません。

ASDの中学生3名に集まってもらい、ボランティアの大学生とともに月1回の療育をおこなっていました。チームに分かれて、カードゲームをしていたときのことです。ASDの中学生と大学生が、二人一組になり相談して出すカードを決めるようにと、予め指示をしておきました。ある中学生は、カードだけをみながらペアの大学生のようすはみないで、「これでいいですよね」と自分が出すと決めたカードを場に置こうとします。別な中学生は大学生が「それがいいんじゃない」と言うと、「はい」と言ってそのカードを選びます。彼らは、主張や説明ができない訳ではありません。「こっちのカードだと○○で、相手のカードが△△だと考えると、……」と滔々と理屈を述べる子どももいます。しかし、相手を説得するというより自分の考えた理屈を並べている印象です。また、相手が応じてくれないときには、さらに理屈で説得しようとします。

ところが、TDの行動を分析すると、相手に意図を変えてもらうときには理屈ではなく、「お願い、お願い、お願い」という懇願が観察されました。ASDの人が、相手の意図を変更するのに、利得などの論理的合理的説明に重きをおくのに対して、TDの子どもたちは、自分の希望を伝えることで相手の意図を変更しようとしているようです。理屈ではなく、自己の希望の強さの表明が相手の意図を動かすと考えていることになります。

働きかける気遣いと働きかけない気遣い

ＡＳＤの方から時々、自分たちは気を使っているという話を聞くことがあります。また、保護者の方から、うちの子は他人の視線を気にしているということも聞きます。場合によっては、他人がどう考えているかを過剰なほど気にするという話もあります。このことと意図や気持ちの理解の困難はどう考えればよいでしょうか。

ＡＳＤの人のなかには、相手がこう考えるのではないか、ああ考えるのでは、といろいろな想定をする人がいます。その結果、どうしてよいかわからなくなり動けなくなる。このような人たちと話していて思うのは、相手への気遣いや相手の心の読みが自己完結的だということです。直接、相手に意図を問うたり（どうしたいの?）、意図を参照したり（これでいいかな?）することがあまりみられません。繰り返しになりますが、私たちは互いに相手を意図をもった存在として認識して、その意図を読んだり、それだけでなく働きかけたり、参照したりという意図調整をしながらコミュニケーションをしているのです。ところが、ＡＳＤの方は、他人の心や意図の存在を知ったとしても、自分の理解が正しいかを確かめたり（参照）、相手の意図を変える（意図への働きかけ）こと、さらには相互参照や相互調整をおこなうことが難しいのです。

私が主催している発達障害青年・成人の会「ガジュマル」にきているある方がこんなことを言っていました。

人が道で転んだのをみかけたとき、普通の人は「まあ、あんな転び方をして痛そう」と思い、そばに駆け寄って「大丈夫ですか」と尋ねますよね。「大丈夫です」と言われても、何度か確認をします。しかし、このＡＳＤの方は人が転んだのをみて「私だったらあのくらいなら大丈夫」と判断をするそうです。このことを、この方は「自分目線」と呼んでいました。しかも、「大丈夫だとわかっているのにわざわざ嘘くさいやりとりがうざい。自分だったら、そんなやりとりはしたくない。ほら、自分がされたくないことは他人にしないでって言うじゃないですか」と言うのです。

ＡＳＤは意図を自覚しているか？

ＡＳＤにおいては、相手の行為の背景にある意図や信念を推論することに弱さがあるといわれています。これは、他者に対してだけ起きていることなのでしょうか。サリーとアンの課題についてもう一度思い出してみましょう。あの課題に正しく答えるためには、自分自身が知っていること（正しい隠し場所）と相手がそこにあると思っている隠し場所（信念）を区別する必要があります。この課題をこなせる子どもは、状況によって人が考えることが違うことに気づいています。それは、自分自身が知っていること、自分自身が考えていたこと、自分自身の行動の動機などを推測することができることを示します。

私たちは、意図をもって行為をします。常に行為の背景に意図を意識しているかどうかは別にして、他者との関係のなかではこれを前提としています。だからこそ、私たちは他人になにかさせたいときに意図に働きかけるわけです。また、他人に「なぜ、どうして」と聞かれたときに、「だって、〇〇だったから」などと自分の行為の背景にはしかるべき意図があったと説明します。

ASDの人に対して「なぜ、どうして」という質問をするとなかなか満足できる返答が得られないことがあります。ASDは、自分自身の心的状態の推論の弱さゆえに、自分自身の行為を意図と結びつけることができず、「なぜ、どうして」に答えることができないのかもしれません。

ただ、私たちは、常に自分の行為を意図的意識的におこなっているとは限りません。

しかし、他人の行為をみたときに、その人の内面を直接知ることはできなくても意図を推論していくように、自分自身の行為の理由を聞かれたときにも、意図で答えようとします。自分が他者の行為の背景に意図を推論しているのと同じように、「なぜ」という相手の質問は自分の行為の背景にある意図についての質問だと理解し、その行為の意図（目標とプラン）を説明します。

ＡＳＤがルーチンにこだわったりするのは、意図に問題を抱えているからかもしれません。意図とは目標とプランだと述べました。そのプランにもとづいて一連の行為が実行されます。そしてこの一連の行為は目標に向かって組織化されていることになっています。したがって自分自身の意図が明白にならないということは、行動を目標に向かって組織化することができないことを意味します。だからＡＳＤの人たちはルーチンに縛られたりするのかもしれません。そこで彼らにとって、スケジュールや行動の手順を明示する必要があるのでしょう。

通常のコミュニケーションにおいては、相手を自由意志をもった存在として想定し、その意図を読み取り、働きかけ、参照します。相手も同様にこちらのことを自由意志をもった存在であると認識してかかわっています。いわば意図の読み込みの入れ子構造が成立しています。しかし、ＡＳＤにおいては、相手の意図理解や働きかけが弱く、私たちの意図との統合調整がうまくできません。見方を変えると、私たちは、彼らのもつ自我機能の弱さに暗黙裡に気づきながら、独特のコミュニケーション形態をつくりあげているのかもしれません。

おわりに

「自閉症の子どもって津軽弁しゃべんねっきゃ（話さないよねぇ）」

妻のこの一言で始まった研究は思わぬ展開を示すこととなりました。

全国で特別支援教育関係者におこなった調査の結果は、【自閉症児者は方言を話さない】という印象が普遍的なものであることを明らかにしたのです。さらに、特別支援学校でおこなった方言語彙使用についての調査は、ASDとnon-ASDのあいだに顕著な差を示しました。

さまざまな解釈を検討するなかで、方言の社会的機能説による解釈が提出され、大きなターニングポイントを迎えることになりました。この説は、ASDのもつ中核症状である社会性の障害と関連しており、この現象をうまく解釈できたように思えました。

しかし、乳幼児健診にかかわる関係者からはASDの幼児においても方言不使用がみられるとの指摘がありました。幼児に対して、連携意識や帰属意識を想定する方言の社会的機能説で説明することには無理があり、新たな解釈が必要となりました。

そこで、私たちは、意図理解の側面から、TDの子どもの方言の習得の仕方、ASDが方言を習得できない理由、ASDが共通語を学ぶ理由を検討してみました。

この理論検討を進めるなかで、家族のなかでひとりだけ共通語を話す事例の聞き取りをおこない、私たちが予想したような意図理解の弱さと自然言語習得の困難さの関連を認めました。なにより、メディア媒体（テレビやビデオ）を利用した独特の言語習得のありかたが明らかになりました。

これ以降、「意図」をキーワードとして、理論検討が進むことになりました。方言の社会的機能説についても意図および伝達意図との関係で整理し直しました。すると、幼児期の方言不使用と、方言と共通語の使い分けの困難さを、一連のものとして捉えることができるようになりました。

副産物として、先生がASDに対して「です・ます」で指示するという現象から、私たちがASDの意図や自我をどう捉えているのかという問題を考えることができました。

そしてそれが、意図理解・調整・参照という側面から、ASDのコミュニケーションの特異性について検討することにつながりました。

調査をすればするほど湧いてくる課題、考えれば考えるほど解けない疑問と向き合った結果、方言というローカリティそのものと考えていた問題が、私たちをＡＳＤのことばの謎へと誘（いざな）っていきました。

今回の研究によって、臨床を通じてその人の状態を把握することの大切さを改めて学びました。地元に根付くというのが臨床としてどれだけの価値をもつのかについても。生まれ故郷の博多弁と共通語でしか話せない私の場合、教育相談にきた親御さんがこちらに合わせて共通語で話してくれます。そのとき、ちょっと緊張しながら、話をしているようすがみてとれます。そばにいた妻が津軽弁で話しかけると、ホッとした表情で多弁になるのでわかります。

特別支援学校の先生や発達障害の臨床にかかわる人びとの多くがその印象をもっていたにもかかわらず、「自閉症と方言」が研究テーマとして取り上げられなかったことの原因は、これと関連しているかもしれません。研究者は、必ずしも地元出身者ではありません。フィールドとしている地域の方言を十分に使いこなすことができるとも限りません。そうなれば相手の方も共通語で話しかけてきます。まして、教育相談などという公的な場面であればなおさらです。地元の方言の強さを意識する機会は、そう多くはないでしょう。ある言語研究をしている先生は「うちの地域では、方言を話す人はもういません」と言っていました。しかし、その地元出身の学生や、いまでもそちらに実家のある大学の先生に話をすると「いや、地元の人同士だと方言は出ますよ」とのこと。他地域の出身で、公的な場面でのみかかわる者にとっては、方言の存在は意識しにくいかもしれません。まさに方言を使えるかどうかが心理的距離を決めていることの証しといえます。

本書の理論検討の結果は、松本らがおこなったアンケート調査の結果とＡＳＤや言語習得に関する既存の知見をもとに構築した解釈です。ＡＳＤの原因は未だ確定はしていません。また、現れてくる症状も人によってさまざまです。本書で私が提出したのとは異なる解釈もありうるでしょう。ひとつの試論として、ＡＳＤにかかわる人びとの目に留めていただければ幸いです。

妻と私の論争には決着がついた。

【自閉症児者は津軽弁を話さない】どころか、【自閉症児者は「方言」を話さない】という形で。

この夫婦喧嘩は、私の完敗。

妻は、ホタテを肴に勝利の美酒に酔っている。地酒の田酒だ。

「したはんで、言ったべさ」

引用・参考文献

A

American Psychiatric Association (APA) (2013). *Diagnostic and statistical manual of mental disorders (5th Ed.): DSM-5.* 日本精神神経学会日本語版用語監修 髙橋三郎・大野裕(監訳) (2014). DSM-5 精神疾患の診断・統計マニュアル. 医学書院.

B

Byrne, R. W., & Whiten, A. (1988). *Machiavellian intelligence: Social expertise and the evolution of intellect in monkeys, apes, and humans.* Oxford University Press. 藤田和生・山下博志・友永雅己(監訳)(2004). マキャベリ的知性と心の理論の進化論――ヒトはなぜ賢くなったか. ナカニシヤ出版.

Baron-Cohen, S. (1995). *Mindblindness: An essay on autism and the theory of mind.* The MIT Press. 長野敬・長畑正道・今野義孝(訳)(1997). 自閉症とマインド・ブラインドネス. 青土社.

Baron-Cohen, S., Leslie, A. M., & Frith, U. (1985). Does the autistic child have a "theory of mind"? *Cognition,* **21**(1), 37-46.

Baron-Cohen, S., & Staunton, R. (1994). Do children with autism acquire the phonology of their peers? An examination of group identification through the window of bilingualism. *First Language,* **14**(42), 241-248.

Boucher, J., Lewis, V., & Collis, G. (1998). Familiar face and voice matching and recognition in children with autism. Journal of Child Psychology and Psychiatry, **39**(2), 171-181.

Brown, P., & Levinson, S. C. (1987). *Politeness: Some universals in language.* Cambridge University Press. 田中典子(監修, 翻訳)(2011). ポライトネス 言語使用における、ある普遍現象. 研究社.

Bettelheim, B. (1967). *The empty fortress: infantile autism and the birth of the self.* Free Press. 黒丸正四郎・岡田幸夫・花田雅憲・島田照三(訳) (1973,1975). 自閉症・うつろな砦 1, 2. みすず書房.

別府 哲(2001). 自閉症幼児の他者理解. ナカニシヤ出版.

C

Carpenter, M., Pennington, B. F., & Rogers, S. J. (2001). Understanding of others' intentions in children with autism. *Journal of Autism and Developmental Disorders,* **31**(6), 589-599.

Carpenter, M., Tomasello, M., & Striano, T. (2005). Role reversal imitation and language in typically developing infants and children with autism. *Infancy,* **8**(3), 253-278.

Clopper, C. G., Rohrbeck, K. L., & Wagner, L. (2012). Perception of dialect variation by young adults with high-functioning autism. *Journal of Autism and Developmental Disorders,* **42**(5), 740-754.

F

Filipe, M. G., Frota, S., Castro, S. L., & Vicente, S. G. (2014). Atypical prosody in asperger syndrome: Perceptual and acoustic measurements. *Journal of Autism and Developmental Disorders,* **44**(8), 1972-1981.

福島和郎 (2012). 自閉症者の会話における「よ」と「ね」の機能. 発達障害研究, **34** (1), 43-58.

藤原加奈江(2010). 自閉症スペクトラムのコミュニケーション障害. 音声言語医学, **51**(3), 252-256.

G

月刊言語編集部(編)(1995). 変容する日本の方言. 月刊言語11月別冊. 大修館書店.

H

橋本俊顕(2011). 広汎性発達障害(自閉症スペクトラム). 母子保健情報, **63**, 1–5.

Happé, F. (1994). *Autism: An introduction to psychological theory*. Harvard University Press. 石坂好樹・神尾陽子・田中浩一郎・幸田有史(訳)(1997). 自閉症の心の世界――認知心理学からのアプローチ. 星和書店.

平岩幹男(2012). 自閉症スペクトラム障害――療育と対応を考える. 岩波書店.

Hobson, R. P. (1993). *Autism and the development of mind.* Psychology Press. 木下孝司(監訳)(2000). 自閉症と心の発達――「心の理論」を越えて. 学苑社.

Hobson, R. P., Ouston, J., & Lee, A. (1988). Emotion recognition in autism: Coordinating faces and voices. *Psychological Medicine,* **18**(4), 911-923.

J

神土陽子 (2000). 子どもの心の理解とことばの発達. 小山正 (編), ことばが育つ条件――言語獲得期にある子どもの発達. 培風館, 86-99.

K

梶川祥世(2007). 乳幼児における韻律の知覚と産出の発達. 音声研究, **11**(3), 48-54.

勝浦　暁・宮本信也 (2011). 感情的プロソディ理解の検討(2):広汎性発達障害児における検討. 小児の精神と神経, **50**(3), 283-290.

加藤正信(1992). 方言区画論. 岩波講座 日本語11(方言). 岩波書店, 41-82.

河北新報(2009). 津軽弁の供述を翻訳 青森県警が調書に導入. 河北新報 2009年4月19日.

Kanner, L. (1943). Autistic disturbances of affective contact. *Nervous Child.* **2**, 217-250.

菊池哲平・中石ひさ子(2014). 自閉症スペクトラム障害児における方言理解の特徴. 日本特殊教育学会第52回大会発表論文集, P1-G-8.

木村直子 (2009). 幼児健康診査における「発達障害」スクリーニングの手法. 鳴門教育大学研究紀要, **24**, 13-19.
小枝達也(2007). 広汎性発達障害・アスペルガー障害. 母子保健情報, **55**, 28-32.
國語調査委員會(1917). 口語法別記. 國定教科書共同販賣所. 東京市.
小林重雄(1984). 自閉症とことば. 小林重雄・杉山雅彦(編), 自閉症児のことばの指導. 日本文化科学社, 1-8.
Korpilahti, P., Jansson-Verkasalo, E., Mattila, M. L., Kuusikko, S., Suominen, K., Rytky, S., Pauls, D. L., & Moilanen, I. (2007). Processing of affective speech prosody is impaired in asperger syndrome. *Journal of Autism and Developmental Disorders,* **37**(8), 1539-1549.
小山 正(編)(2000). ことばが育つ条件—— 言語獲得期にある子どもの発達. 培風館.
小山 正(編)(2008). 言語獲得期の発達. ナカニシヤ出版.
小山 正(2012). 初期象徴遊びの発達的意義. 特殊教育学研究, **50**(4), 363-372.

L

Le Couteur, A., Lord, C., & Rutter, M. D. (2013). ADI-R 日本語版 マニュアル(監修) ADI-R日本語版研究会監訳, 土屋賢治・黒田美保・稲田尚子. 金子書房.
Leekam, S., Baron-Cohen, S., Perrett, D., Milders, M., & Brown, S. (1997). Eye-direction detection: A dissociation between geometric and joint attention skills in autism. *British Journal of Developmental Psychology,* **15**(1), 77-95.

M

McCann, J., Peppé, S., Gibbon, F. E., O'Hare, A., & Rutherford, M. (2007). Prosody and its relationship to language in school-aged children with high-functioning autism. *International Journal of Language & Communication Disorders,* **42**(6), 682-702.
松岡勝彦・澤村まみ・小林重雄(1997). 自閉症児における終助詞付き報告言語行動の獲得と家庭場面での追跡調査. 行動療法研究, **23**(2), 95-105.
松本 修(1996). 全国アホ・バカ分布考——はるかなる言葉の旅路. 新潮社.
松本敏治 (2016). 自閉スペクトラム症幼児および定型発達幼児の方言使用について——青森県津軽地方の保健師への調査から. 弘前大学教育学部紀要, **115**, 83-88.
松本敏治・菊地一文・佐藤和之・今泉敬子・崎原秀樹(2013). 自閉症スペクトラムの方言不使用について—— 方言の社会的機能説による解釈. 日本特殊教育学会第51回大会発表論文集.
松本敏治・菊地一文・佐藤和之・崎原秀樹(2012). 自閉症はつがる弁をしゃべらない——方言の社会的機能からの検討. 日本LD学会第21回大会発表論文集, 234-235.
松本敏治・崎原秀樹(2008). 自閉性障害児・者の方言使用について—— "自閉症はつがる弁をしゃべらない"との風聞をきっかけに. 日本特殊教育学会第46回大会発表論文集, 521.
松本敏治・崎原秀樹(2009). 自閉性障害児・者の方言使用について(2)—— "自閉症はつがる弁をしゃべらない" との噂の検討.日本特殊教育学会第47回大会発表論文集, 571.

松本敏治・崎原秀樹(2010). 自閉性障害児・者の方言使用について(3)――「自閉症はつがる弁をしゃべらない!!」. 日本特殊教育学会第48回大会発表論文集, 647.
松本敏治・崎原秀樹(2011). 自閉症・アスペルガー症候群の方言使用についての特別支援学校教員による評定――「自閉症はつがる弁をしゃべらない」という噂との関連で. 特殊教育学研究, **49**(3), 237-246.
松本敏治・崎原秀樹・菊地一文(2013). 自閉症スペクトラム障害児・者の方言不使用についての理論的検討. 弘前大学教育学部紀要, **109**, 49-55.
松本敏治・崎原秀樹・菊地一文(2015). 自閉スペクトラム症の方言不使用についての解釈――言語習得から方言と共通語の使い分けまで. 弘前大学教育学部紀要, '**113**, 93-104.
松本敏治・崎原秀樹・菊地一文・佐藤和之(2014). 「自閉症は方言を話さない」との印象は普遍的現象か――教員による自閉症スペクトラム障害児・者の方言使用評定から. 特殊教育学研究, **52**(4), 263-274.
松本敏治・崎原秀樹・田代英俊(2009). 自閉症・アスペルガー症候群の方言使用について――"自閉症はつがる弁をしゃべらない"?. 第12回認知神経心理学研究会プログラム・抄録集, 28-29.
松本敏治・崎原秀樹・増田貴人・佐藤和之(2014). 「自閉症はつがる弁をしゃべらない」の謎！どう読みとくか!! ――社会・認知的スキルからの理論的検討. 日本特殊教育学会第52回大会発表論文集.
松本敏治・崎原秀樹・力石　郁・藤原加奈江(2015). 自閉スペクトラム症の方言不使用についての解釈――ビデオ視聴から言語表現を獲得した事例をもとに. 日本特殊教育学会第53回大会発表論文集.
松本敏治・塩谷　亨(1998). 補助動詞「やる」の基底に存在する認識について. 室蘭工業大学紀要, **48**, 117-123.
松本敏治・塩谷　亨 (1999). 否定的感情を表現する補助動調「やる」の認識についての心理学的研究. 室蘭工業大学紀要, **49**, 129-138.
松本敏治・増田貴人・佐藤和之・崎原秀樹(2011). 自閉症児・者の方言使用について――『自閉症はつがる弁をしゃべらない』との風聞の検討. 日本特殊教育学会第49回大会発表論文集, 19.
Mundy, P., Sigman, M., Ungerer, J., & Sherman, T.(1986). Defining the social deficits of autism: The contribution of non-verbal communication measures. *Journal of Child Psychology and Psychiatry*, **27**(5), 657-669.
森下喜一(1987). 標準語引東北地方方言辞典. 桜楓社.
森永良子・東　洋 (監修)(2011). DESC乳幼児社会的認知発達チェックリスト――社会性のめばえと適応. 文教資料協会.

N

長崎　勤・中村　晋・吉井勘人・若井広太郎(編著)(2009). 自閉症児のための社会性発達支援プログラム――意図と情動の共有による共同行為. 日本文化科学社.

中村和彦(2014). 自閉症スペクトラムについては何がわかってきたのか. 中村和彦(編著), 子どものこころの医学. 金芳堂, 135-142.
中村　晋・吉井勘人・若井広太郎・長崎　勤(2007). 特別支援学校の授業における自閉症児の初期社会的認知の発達支援II. ――「協同活動」の成立過程にみる他者意図の理解の分析. 日本特殊教育学会第45回大会発表論文集, 502.
Nishimura, B., Watamaki, T., Sato, M., & Wakabayashi, S. (1987). The criteria for early use of nonvocal communication systems with nonspeaking autistic children. *Journal of Autism and Developmental Disorders,* **17**(2), 243-253.

O

緒方明子 (1998). 独特な話し方. 全日本特殊教育研究連盟 (編), 改訂増補 自閉児指導のすべて. 日本文化科学社, 82-83.
沖森卓也・木村義之・陳　力衛・山本真吾(2006). 図解日本語. 三省堂.
奥村優子・鹿子木康弘・竹内祥恵・板倉昭二(2014). 12ヵ月児における方言話者に対する社会的選好. 心理学研究, **85**(3), 248-256.
小塩允護 (1998). 言語・コミュニケーションの発達. 全日本特殊教育研究連盟 (編), 改訂増補 自閉児指導のすべて. 日本文化科学社, 72-73.

P

Paul, R., Augustyn, A., Klin, A., & Volkmar, F. R. (2005). Perception and production of prosody by speakers with autism spectrum disorders. *Journal of Autism and Developmental Disorders,* **35**(2), 205-220.
Prizant. B. M., Wetherby, A. M., Rubin, E. M. S., Laurent, A. C., & Rydell, P. J. (2005). *The SCERTS Model: A comprehensive educational approach for children with autism spectrum disorders, Volume 1 assessment,* Paul H. Brookes Publishing Co., Inc. 長崎　勤・吉田仰希・仲野真史(訳)(2010). SCERTSモデル　自閉症スペクトラム障害の子どもたちのための包括的教育アプローチ　1巻・アセスメント. 日本文化科学社.

R

Ricks, D. M. (1975). Vocal communication in pre-verbal normal and autistic children. O'Connor, N. (Ed.). *Language, cognitive deficits, and retardation.* Butterworths, London, 75-80.
Rutter, M. (1964). Intelligence and childhood psychiatric disorder. *British Journal of Social and Clinical Psychology.* **3**(2), 120-129.

S

佐治圭三(1957). 終助詞の機能. 国語国文, **26**(7), 461-469.

佐竹真次・小林重雄(1987). 自閉症児における語用論的伝達機能の研究：終助詞文表現の訓練について. 特殊教育学研究, **25**(3), 19-30.

佐藤和之(1997). 共生する方言と共通語——地域社会が求めることばの使い分け行動. 國文學, **42**(7), 44-51.

佐藤和之(2002). 人はなぜ方言をつかうのか. 國文學, **47**(11), 88-95.

佐藤和之(2002). 方言学の社会的貢献. 日本方言研究会(編), 21世紀の方言学. 国書刊行会, 286-300.

佐藤和之(2003). 総論. 佐藤和之(編)・平山輝男(編集代表), 日本のことばシリーズ2 青森県のことば. 明治書院, 1-41.

佐藤和之・米田正人(編著)(1999). どうなる日本のことば——方言と共通語のゆくえ. 大修館書店, 4-8, 36-41.

白勢彩子(2007). 幼児の単語アクセントの聴取に関する方言比較による検討. 音声研究, **11**(3), 55-68.

T

竹田契一・里見恵子(編著)(1994). インリアル・アプローチ—— 子どもとの豊かなコミュニケーションを築く. 日本文化科学社.

竹田千佐子・月田佳寿美・熊谷高幸(2000). 言語コミュニケーションに関する研究—— 自閉症児の音声的特徴. 福井医科大学研究雑誌, **1**(3), 401-425.

田中ゆかり(2011). 「方言コスプレ」の時代—— ニセ関西弁から龍馬語まで. 岩波書店.

辻あゆみ・高山圭子(1999). 障害児における他者の意図理解と模倣. 特殊教育学研究, **37**(1), 49-57.

常田美穂・陳 省仁(2008). 乳児と共同注意行動の発達に寄与する養育者の行動特徴——モノから相手への注意のシフトをもたらす養育者の発話と行動に焦点を当てて. 北海道大学大学院教育学研究院紀要, **106**, 135-147.

時枝誠記(1951). 対人関係を構成する助詞・助動詞. 国語国文, **20**(9), 1-10.

Tomasello, M. (2001). *The cultural origins of human cognition.* Harvard University Press. 大堀壽夫・中澤恒子・西村義樹・本多 啓(訳)(2006). 心とことばの起源を探る——文化と認知. 勁草書房.

Tomasello, M. (2003). *Constructing a language: A usage-based theory of language acquisition.* Harvard University Press. 辻 幸夫・野村益寛・出原健一・菅井三実・鍋島弘治朗・森吉直子(訳)(2008). ことばをつくる——言語習得の認知言語学的アプローチ. 慶應義塾大学出版会.

Tomasello, M., Carpenter, M., Call, J., Behne, T., & Moll, H. (2005). Understanding and sharing intentions: The origins of cultural cognition. *The Behavioral and Brain Sciences.* **28**(5), 675-691.

Tomasello, M. (2010). *Origins of Human Communication.* The MIT Press. 松井智子・岩田彩志(訳)(2013). コミュニケーションの起源を探る. 勁草書房.

Tomasello, M., & Barton, M. E. (1994). Learning words in nonostensive contexts. *Developmental Psychology,* **30**(5), 639-650.

U

宇佐美まゆみ (2002). ポライトネス理論と対人コミュニケーション研究. 日本語教育通信 (42), 6-7.
梅田 聡(編)(2014). 岩波講座 コミュニケーションの認知科学2 共感. 岩波書店.

V

Van Lancker, D., Cornelius, C., & Kreiman, J. (1989). Recognition of emotional-prosodic meanings in speech by autistic, schizophrenic, and normal children. *Developmental Neuropsychology,* **5**, 207-226.

W

涌井　豊・星名信昭・大谷勝巳・山口富一(1988). 聴覚障害児と自閉症児における異常音声の比較研究　その1. 上越教育大学研究紀要・第1分冊, 学校教育, 幼児教育, 障害児教育, **7**(1), 147-156.
渡辺 実(1968). 終助詞の文法論的位置——叙述と陳述再説. 國語學, **72**, 127-135.
綿巻 徹 (1997). 自閉症児における共感獲得表現助詞「ね」の使用の欠如—— 事例研究. 発達障害研究, **19**(2), 48-59.

Y

谷口 清(2007). 自閉症の音韻知覚と社会性障害. 心理学評論, **50**(1), 64-77.
山田敏弘(2007). 国語教師が知っておきたい日本語音声・音声言語. くろしお書店, 66.
山本淳一・楠本千枝子(2007). 自閉症スペクトラム障害の発達と支援. 認知科学, **14**(4), 621-639.
湯澤質幸・松崎　寛(2004). シリーズ〈日本語探求法〉3 音声・音韻探求法　日本語音声へのいざない. 朝倉書店.
横田晋務・田中真理(2012). 自閉症スペクトラム障害児の他者意図理解および操作についての研究動向——欺き行為に焦点をあてて, 東北大学大学院教育学研究科研究年報, **60**(2), 323-348.
吉岡泰夫(2011). コミュニケーションの社会言語学. 大修館書店, 18.

謝辞

今回の夫婦喧嘩（げんか）から多くの収穫を得ることができました。同時に多くの人びとと一緒に仕事を進めていくことの楽しさを味わいました。会うたびに豊富な知識とアイデアで励ましつづけてくれた故崎原秀樹先生（鹿児島国際大学—この研究に当初からかかわってこられた先生は２０１６年夏急逝されました。この本の出版を楽しみにされていました。ご冥福をお祈りします）、さまざまな地域での調査を担当していただき、常に冷静で現実的な助言をくださった菊地一文先生（青森県教育庁）、そして方言学という視点での理論を提供してくださり、私たちの道筋を示してくださった佐藤和之先生（弘前大学）には、ただただ感謝の念があるのみです。清野宏樹先生（北海道釧路養護学校）からは、学会のたびに、貴重なコメントをいただきました。力石郁先生（京都市立西総合支援学校）には、お子さんについての情報をくださり、インタビューと本書への掲載をお許しいただきました。高知大学の渡辺春美先生や学生さんには、土佐弁を教えていただきました。紙幅の都合でみなさんのお名前を記せませんが、調査に協力いただいた多くの方々にお礼申し上げます。浅利志乃先生（青森県立弘前第一養護学校）には、（単行本に）わかりやすくかわいいイラストを描いていただきました。

また、発達障害の会「ガジュマル」に参加してくださった当事者の方たちとのやりとりは常に刺激となり、隘路に陥ったときの導きになりました。

最後になりますが、数年にわたった夫婦喧嘩に付き合ってくれ、何度も挫けそうになった私を励ましてくれた妻に感謝を捧げます。

二〇一七年二月

松本敏治

文庫版あとがき

妻の何気ない「自閉症の子どもって津軽弁しゃべんねっきゃ」というひとことに、私は10年ものあいだ「本当に?」「どうして、なぜ?」と問い続けました。そして同時に湧き上がった疑問。

「なぜ、他の人は目の前にあることを不思議に思わないでいるのだろう」

この研究を通して出会った保護者や支援者の多くは、この現象について「どうしてだろう?」と疑問に思ってくれました。ところが、専門家にとっては〝地域での臨床経験があればあたりまえ〟のことだったりして、研究者には〝どの理論で説明できるか〟ということがひっかかったようでした。この現象を多くの人が知っていたのに、なぜ不思議だと思わず、今まで誰もそのメカニズムを解明しようと考えなかったのでしょう。

研究者や専門家といわれる人々（私もですが）は、自分の専門や関連領域について多くの知識をもっています。私も大学に勤めていた時は教育相談にこられたお母さんに「それはＡＳＤのお子さんによく見られる行動で◯◯と呼ばれています。その行動の背景には△△の機能の弱さが考えられます。ですから……」と説明してきました。ですから自閉症の方言不使用という現象を聞いたときに、真っ先に「ＡＳＤの発話の音声的特徴が主な原因だ」と主張したのです。私だけでなく、知り合いの研究者の多くがこの説で説明できると考えていました。しかし、多角的な全国調査の結果は、その説明では論理的なパズルが完成しないことを示しました。何がこのような間違いを生んだのだろうと今も考えています。

この研究を進めていく中で、多くの研究者や専門家に話を聞きました。みなさん、私と同様に自分の持っている専門知識や既存の学術理論でなんとかこの現象を説明しようとしました。しかしその研究者たちは説明しきれないところがあることを〝説明〟してくれませんでした。中には「そもそも言語発達の理論から考えて、そんなことはありえない」とコメントされた方もいました。しかし、理論ではありえなくても、現象は現実に〝ある〟のです。なぜでしょう。

確かに専門家はそれぞれの領域の〝専門家〟です。心理学、医学、言語学、社会学。でも研究対象とされる人や子どもたちは、『今は心理学上で解釈されるべき人です』、『今は医学上で説明されるべき子どもです』、『今は……』と切り取られる存在ではありません。このテーマを研究していくうえで全体性としての〝人〟が生活の中で示す行動をある一方の専門領域で解釈することには限界があるとしみじみ思いました。

その気づきから心理学のエリアを越えて、方言研究者や言語学者の助言を得る旅にでることにしたのです。結果として心理学を専門とする私にとって当初は思いもよらなかった方向に道が開けました。単行本の発刊後には、音響音声学や深層学習などの研究者たちから反響や意見があり、さらなる展開へと広がっています。みなさんが「なぜ？　どうして？」と疑問を持ちながら、それぞれの知識や実体験を提供してくださったのです。

学術的に導かれた理論や専門知識は世界を理解するうえで重要なものです。しかし、現実にその場にいて目の前の相手と向き合ったなかで得られたリアルな知識や経験を、「それは理論とは違うから間違っている」と断じることは研究者自らの認識を狭く閉じ込めてしまうことになるのかもしれません。先行研究や学術論文に書いてあることだけが事実であるかのように信じ、それこそが研究に値する崇高なテーマだとすることにも疑問を感じるようになりました。未来を切り開く研究テーマはリアルな現実に疑問をもつことに始まるという考えもあるのではないでしょうか。

今回のテーマ「自閉症は津軽弁を話さない」の追究は、研究者である私が自らの知識を過信し、現場の人の持っている経験知や感覚を軽視しそうになったところを踏みとどまらせてくれた歴史です。現実にその場に生きる人々の経験に関心を留めて研究し考え続けることが、ＡＳＤの言語習得にとどまらず、言葉を用いる〝人〟という存在を理解することになるのではと考えるようになりました。

そういった思いから、今回この本を手に取ってくださった方には研究テーマや研究手法にも興味を寄せていただけたら幸いです。また、妻との10年喧嘩の顚末（てんまつ）も笑ってお楽しみいただけるのであれば夫としてもありがたく思います。

本書は２０１７年４月に福村出版より刊行された同名の単行本を文庫化したものです。

自閉症は津軽弁を話さない

自閉スペクトラム症のことばの謎を読み解く

松本敏治

令和2年 9月25日　初版発行
令和2年 11月20日　3版発行

発行者●青柳昌行

発行●株式会社KADOKAWA
〒102-8177　東京都千代田区富士見2-13-3
電話　0570-002-301(ナビダイヤル)

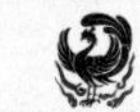

角川文庫 22353

印刷所●株式会社暁印刷
製本所●株式会社ビルディング・ブックセンター

表紙画●和田三造

●お問い合わせ
https://www.kadokawa.co.jp/ (「お問い合わせ」へお進みください)
※内容によっては、お答えできない場合があります。
※サポートは日本国内のみとさせていただきます。
※Japanese text only

ISBN 978-4-04-400620-4　C0147

◇◇◇